DES

TUMEURS SANGUINES

INTRA-PELVIENNES

PENDANT

LA GROSSESSE NORMALE ET L'ACCOUCHEMENT

Par le Dr Félix-M.-J. PERRET,

ancien interne de l'hôpital militaire de Rennes,
ex-prosecteur de l'École de Médecine de la même ville,
interne en médecine et en chirurgie des hôpitaux et hospices civils de Paris,
(Salpêtrière, Saint-Louis, Enfants assistés, Hôtel-Dieu),
interne de la Maternité de Paris,
élève de l'École pratique de la Faculté de Médecine de Paris,
Médaille de Bronze des Hôpitaux (Internat),
membre de la Société anatomique et de la Société médicale d'observation.

PARIS
ADRIEN DELAHAYE, LIBRAIRE-ÉDITEUR
PLACE DE L'ÉCOLE DE MÉDECINE

1864

DES

TUMEURS SANGUINES

INTRA-PELVIENNES

PENDANT

LA GROSSESSE NORMALE ET L'ACCOUCHEMENT

Un des accidents les plus redoutables de la grossesse et de l'accouchement est la formation de tumeurs sanguines à la vulve ou dans l'excavation pelvienne. Cet accident est heureusement fort rare : ainsi Deneux, dans une pratique de plus de quarante ans, n'en observa que trois cas (1) ; M. le professeur Dubois disait, en 1843, que, sur 14,000 accouchements, il n'avait vu que trois cas de thrombus (2) ; M. Hervez de Chégoin, en vingt ans, n'en vit qu'un cas ; M. Blot (3) n'en observa pas pendant les deux années qu'il passa comme interne à la Maternité, où il se faisait alors de 3,000 à 3,500 accouchements par an. Pendant mon internat dans cet établissement, il m'a été donné d'en observer deux cas,

---

(1) Deneux, Mémoire sur les tumeurs sanguines de la vulve et du vagin (Avant-Propos) ; Paris, 1830.

(2) Laborie, *Histoire des thrombus de la vulve et du vagin* ; Paris, 1860.

(3) *Des Tumeurs sanguines de la vulve et du vagin pendant la grossesse et l'accouchement* (thèse pour le concours d'agrégation ; Paris, 1853).

et grâce à l'obligeance de deux de mes anciens collègues, M. le Dr Guéniot, chef de clinique à la Faculté, et M. le Dr Bouchaud, auxquels j'adresse ici mes remercîments, j'ai pu en réunir quatre autres observations. Ces six faits se rapportent à la variété la plus rare et la plus grave : dans tous, la tumeur occupait l'excavation pelvienne, une seule femme a guéri. Quatre autopsies ont été faites. La mort a dû survenir aussi chez une malheureuse femme sortie de l'hôpital dans un état qui ne laissait presque aucun espoir. Mon intention était d'abord de publier ces faits, en les faisant suivre simplement des réflexions qu'ils m'avaient suggérées. En raison de leur rareté même, il me paraissait utile de les porter à la connaissance du public médical, beaucoup de médecins et même d'accoucheurs n'ayant jamais été à même d'en observer. En lisant à ce propos les ouvrages publiés sur la matière, je vis que tous les auteurs faisaient une description d'ensemble des tumeurs sanguines du vagin et de la vulve, et j'éprouvai une véritable difficulté à distinguer ce qui avait trait à l'une ou à l'autre de ces deux espèces. Quelques auteurs, il est vrai, ont plus spécialement et presque uniquement traité des tumeurs sanguines de la vulve, M. Velpeau, M. Legouais, par exemple. Les faits que je possédais se rapportant tous aux tumeurs sanguines situées dans le bassin, je conçus le projet d'étudier séparément cette dernière espèce, qui diffère du reste de la première par la plupart des points de son histoire, comme nous le ferons voir dans le courant de ce travail : ainsi on trouve dans les auteurs certaines propositions qui, vraies quand on considère ensemble les tumeurs de la vulve et celles dites du vagin, ne le sont plus quand on n'envisage que ces dernières.

Nous avons cru devoir modifier le nom de *thrombus* ou *tumeurs sanguines du vagin*, sous lequel on les désigne généralement : ce titre nous a paru trop restreint, attendu qu'il comprend des tumeurs occupant des points très-variables du petit bassin et n'ayant avec le vagin que des rapports de voisinage, ce dernier étant intact. Nous préférons à ce titre celui de *tumeurs sanguines intra-pelviennes*, que nous adoptons, parce qu'il est plus large et ne préjuge rien sur le point de départ ou le siége de cette lésion.

J'ai cru devoir écarter de mon travail l'histoire des hémorrhagies intra-pelviennes pendant les grossesses extra-utérines : outre que ces dernières ont été étudiées par MM. Bernutz et Goupil (1) avec une supériorité qui ne laisse rien à désirer, elles diffèrent encore tellement des thrombus pendant la grossesse normale et l'accouchement que leur étude ne peut que gagner en lucidité à être faite complétement à part.

HISTORIQUE.

Je n'ai point l'intention de citer ici tous les auteurs qui ont fourni quelques matériaux sur le sujet qui nous occupe ; la plupart n'ont publié que des observations quelquefois suivies de courtes réflexions. On trouvera à la fin de cette thèse tous ces éléments réunis dans un tableau bibliographique aussi complet que possible.

Nous ne possédons qu'un petit nombre de travaux didactiques sur les tumeurs sanguines ; nous allons les passer rapidement en revue. Tous les auteurs jusqu'ici s'accordent à faire remonter au milieu du XVIe siècle la première mention des thrombus de la vulve et du vagin pendant la grossesse et l'accouchement. Certains passages d'Hippocrate me portent à croire que le père de la médecine en avait observé, cependant je n'oserais l'affirmer ; je ne me dissimule pas le vague des textes hippocratiques, et c'est ce qui me décide à mettre sous les yeux du lecteur les quelques lignes qui me paraissent se rapporter à l'affection que j'étudie.

---

(1) *Clin. médic. Sur les maladies des femmes*, t. I, p. 509 ; Paris, 1860.

Dans un paragraphe ayant pour titre *des Tumeurs qui surviennent aux parties naturelles de la femme dans les couches ou à la suite des couches et manière de les traiter*, on lit ce qui suit :

« Quand il vient des tumeurs dans les couches ou à la suite des couches, il n'y faut point employer des astringents, comme font quelques médecins ; le mieux est de les traiter par des remèdes intérieurs » (traduction des OEuvres médicales d'Hippocrate, sur le texte grec, d'après l'édition de Foës ; traduction de Gardeil, t. IV, liv. Ier, p. 116).

Nous trouvons, en outre, le passage suivant dans les OEuvres complètes d'Hippocrate, traduction de Littré, 1849, t. VI, p. 126 et suivantes :

« Le vinaigre, pour la peau et les articulations, a des effets voisins de ceux de l'eau de mer, et il est plus efficace en affusion et en vapeur ; il convient aux plaies récentes, aux thrombus, aux cas où il y a noirceur des parties génitales, ardeur des oreilles ou des dents. »

On n'en trouve aucune mention dans les auteurs qui suivent jusqu'à l'année 1554, où parut l'ouvrage de J. Rueff, chirurgien de Zurich, ayant pour titre *de Generatione et conceptu hominis*, etc., on y trouve, au livre VI, feuillet 31, un passage qui prouve que l'auteur avait observé un certain nombre de tumeurs sanguines, car il indique les différents siéges qu'elles peuvent occuper et le traitement qui doit leur être appliqué ; voici le texte :

« Quod si contigerit etiam inflationem aliquam, vel concretum « in præputiis matricis sub cute apparere sanguinem, ex par- « tus laboribus et difficultate obortum, venulis aut fibris ruptis « propter dilatationem, ut fit, nimiam : vel interius tumor aliquis « sanguineus enatus fuerit, quibus et infans et secundæ ante par- « tum multum impediri solent ; eum tumorem, sive ante sive post « partum apparuerit, obstetrix, ubi materia tenuior et maturior « visa fuerit, puro cultello incidat, concretum sanguinem ex- « primat, et inflationem deprimat quæ commaculata sunt abster-

posant aux thrombus, n'est point une condition essentielle de leur développement; et nous démontrerons plus tard que le sang peut parfaitement être fourni par d'autres vaisseaux. C'est du reste là l'opinion de M. P. Dubois qui ne regarde les varices que comme une cause médiocrement prédisposante (1).

9° *Phénomènes de la grossesse.* — En général, la grossesse s'est bien comportée; une femme éprouva constamment des palpitations; d'autres quelques malaises sans importance; dans un cas, cet état fut compliqué par des accidents nerveux, vapeurs, oppression, vomissements, douleurs vagues.

10° *Poumons et cœur.* — Nul doute que les affections de ces organes n'aggravent les troubles ordinaires de la circulation dans la grossesse. Nous trouvons un cas de thrombus chez une malade atteinte d'une lésion organique du cœur; il est dû à Mme Renard (2) et rapporté par M. Blot (*loc. cit.*, p. 16). Ce fait est du reste unique. L'influence des maladies du poumon très-admissible ne peut être appuyée par aucune observation.

11° *État du sang.* — On a dit aussi que le sang, moins riche pendant la grossesse, pouvait s'écouler plus facilement. Les femmes atteintes de thrombus étaient quelquefois anémiques, mais souvent aussi elles étaient pléthoriques. En somme nous croyons que l'état du sang a une médiocre influence sur la production même du thrombus; mais nous admettons parfaitement que cette affection sera plus grave, et que l'hémorrhagie sera plus facile chez une femme anémique.

12° *Présentation.* — Dans dix cas où la présentation est notée, il

(1) Laborie, *loc. cit.*, p. 22.
(2) *L'Union médicale*, 1850, p. 629.

y a 3 présentations du siége et 7 du sommet dont le plus grand nombre en première position. Je ne fais que mentionner ces faits : il ne me paraît pas possible d'en tirer de conclusion.

II. — *Causes déterminantes.*

Nous aurons à examiner ici les circonstances du travail et de l'expulsion, les manœuvres obstétricales, le volume de l'enfant, les violences extérieures et les efforts de diverse nature auxquels la femme peut se livrer. Le plus ordinairement le travail s'est accompli régulièrement et la délivrance a été naturelle ; dans un bon nombre de cas, la période d'expulsion est notée très-rapide et accompagnée de douleurs et d'efforts considérables. Quand elle se fait de cette manière, elle doit avoir une certaine part dans la production du thrombus.

Dans une observation due à M. Hervez de Chégoin (1) le travail avait duré trente-deux heures : la tête séjourna longtemps dans le bassin ; et le forceps appliqué, des efforts considérables furent nécessaires pour extraire la tête qui était volumineuse.

Le volume de la tête du fœtus est donné comme considérable dans plusieurs observations.

Quant au volume et au poids du fœtus, ils étaient le plus souvent ordinaires, quelquefois même au-dessous de la moyenne ; nous avons trouvé les poids suivants : 3 kil. 500 gr., 3 kil. 250 gr., 2 kil. 750 gr., 2 kil. 500 gr., 2 kil. 800 gr., 3 kil. 200 gr., etc.

Les violences extérieures agissent le plus souvent par contre-coup. Tels sont un coup de pied sur les fesses suivi de chute, un voyage en voiture par des chemins raboteux, un coup de poing sur le ventre.

Des mouvements désordonnés chez une malade en délire pro-

---

(1) *Journal universel hebdomad.*, t. VIII, p. 375.

duisent une rupture du psoas et un épanchement abdominal rapidement mortel.

On a regardé aussi comme cause déterminante les explorations vaginales trop fréquentes ou faites avec imprudence et maladresse. Delius (1) et surtout Siebenhaar (2) s'élèvent avec force contre ces manœuvres.

Dans une observation rapportée par M. Populus (3), des efforts considérables produisirent une fausse couche et en même temps un thrombus.

Enfin, les efforts de toux, de vomissements, peuvent agir pour produire un thrombus, absolument comme ceux auxquels se livrent les femmes, pendant l'accouchement et surtout au moment de l'expulsion.

Nous venons d'énumérer un grand nombre de causes, tant prédisposantes qu'occasionnelles, nous sommes loin de leur accorder à toutes la même importance, et celles qui rationnellement en ont le plus, manquent bien souvent. Aussi voit-on souvent se produire des thrombus spontanément, c'est-à-dire sans cause appréciable. C'est surtout après la délivrance qu'on les a vu se produire ainsi. Nous devions, tout en signalant les faits observés dans lesquels l'influence des causes est bien démontrée, prémunir le lecteur contre l'importance de ces causes qui n'agissent dans bien des cas que très-secondairement sur des organes préparés d'avance à la lésion qui va se produire.

(1) *Amœnitates medicæ decas quinta*, p. 391.
(2) *Dissert. inaug.*, p. 21.
(3) *Dissert. inaug.*, obs. 9.

MÉCANISME.

Les tumeurs sanguines intra-pelviennes peuvent se produire, 1° pendant la grossesse, 2° pendant le travail de l'enfantement, 3° après la délivrance; j'aurai donc à étudier le mécanisme qui préside à leur formation dans les diverses circonstances que je viens d'indiquer.

1° Pendant la grossesse, elles sont, le plus souvent, le résultat de la déchirure, par violence extérieure, d'un vaisseau seul ou de plusieurs, trouvant à déverser leur contenu facilement dans un tissu cellulaire dont les mailles sont agrandies.

Dans les cas que nous connaissons c'est par contre-coup que la violence a produit son effet.

Dans ces cas, comme le dit Deneux (1): « il n'est pas indispensable que la violence agisse directement sur les grandes lèvres (et ce qu'il dit ici pour les grandes lèvres est parfaitement applicable aux régions dont nous nous occupons); ces parties en effet sont exposées à devenir le siége de varices qui, pendant la grossesse, acquièrent un volume beaucoup plus considérable. L'affaiblissement qui en résulte dans la résistance des parois veineuses, favorise la déchirure de ces parois, que peuvent occasionner, je pense, une forte commotion résultant d'une chute, le refoulement du sang par suite de la contraction brusque des muscles abdominaux, et même un obstacle à la circulation veineuse du bassin, par le volume de l'utérus. Je conçois encore que, en pareil cas, le trouble de la circulation, qui est la suite d'un violent accès de colère, puisse occasionner la rupture d'une veine variqueuse. »

2° Pour nous rendre compte de la manière dont se forment les thrombus pendant le travail, nous avons les données suivantes : la résistance plus ou moins grande des parties à se laisser

(1) *Loc. cit.*, p. 38.

distendre, l'action du fœtus qui poussé par les efforts d'expulsion de la femme tend à opérer cette distension, et enfin les changements apportés dans les organes par la grossesse elle-même.

A propos du mécanisme de la formation des tumeurs sanguines pendant l'accouchement, Alix (1) s'exprime ainsi : « Causa « extravasationis hæret in impedito per has partes, tempore dolo-« rum, sanguinis versus centrum reditu; irruit hic itaque majori « copia in vasa sanguifera, eaque cogit ut ultra tonum se dilatent, « rumpantur, fluidum in ipsis contentum deponant, quod ad nor-« mam incrementi dolorum in tela cellulosa extravasatur, unde « thrumbus oritur. »

Berdot (2) attribue les tumeurs sanguines de la vulve et du vagin à la situation oblique de la tête de l'enfant, situation qui favorise, dit-il, l'écoulement prématuré des eaux, qui fait que la tête comprime fortement une portion du segment inférieur de l'utérus, et détermine la contusion de cette partie, la déchirure de plusieurs petits vaisseaux ou d'un vaisseau volumineux; le sang alors s'épanche dans le tissu cellulaire voisin, y forme une tumeur qui devient d'autant plus considérable que les vaisseaux fournissent plus de sang. Berdot attribue encore à la contusion des parois du vagin les tumeurs sanguines qui surviennent lorsque la tête du fœtus a franchi l'orifice de la matrice.

Kronauer (3) dit : « Capitulo diutius quam par est in vagina « uteri permanente, comprimantur vasa lateralia necesse est, sta-« gnet in illis liquor et ab adveniente semper a tergo novo fluido, « conquassatis procul dubio vasis effluat, ita ut hiantia eorumdem « ora liberius liquorem suum emittere queant, sicque veram labio-« rum ecchymosin constituere valeant. »

---

(1) *Observata chirurgica*, t. II, p. 98.

(2) Cité par Deneux, p. 14.

(3) *Dissert. inaug.*, p. 16.

Dans une leçon clinique faite en 1843 (1), M. Dubois disait à propos du mécanisme de ces tumeurs : « Vous savez qu'il existe un plexus vasculaire essentiellement veineux dans l'épaisseur des parois du vagin, se terminant en rampant vers les grandes lèvres. Toute la partie de cet appareil vasculaire est destinée à subir une distension lorsque le fœtus traverse les organes de la mère ; mais cette distension est limitée dans tout le parcours du bassin par les os, et il en résulte une autre action, la compression entre le fœtus et les surfaces osseuses. Cette compression, si elle n'est pas trop violente, ne détermine pas de déchirure et peut s'opposer à la production des épanchements dans la partie supérieure de l'appareil génital.

« Aussi est-il réel que le thrombus vaginal est plus rare. La partie périnéale du parcours fœtal n'est, au contraire, arrêtée par rien dans sa distension, qui peut alors devenir extrême. Les nombreux vaisseaux de cette région peuvent d'autant mieux subir des dilacérations, qu'ils sont plus congestionnés. »

Voici comment Deneux (2) explique la formation des thrombus : « La rupture d'un vaisseau assez considérable me paraît nécessaire pour les produire, et dans le plus grand nombre des cas, si ce n'est dans tous, cette rupture me paraît devoir être favorisée par l'amincissement des parois veineuses, amincissement résultant de varices. Elle est déterminée ou par la distension que l'enfant exerce sur toutes les parties, distension à laquelle les parois des veines peuvent se prêter moins facilement que la membrane muqueuse ; ou par l'accumulation outre mesure du sang dans les veines : cette accumulation peut être due aux contractions utérines ou musculaires, ou à la compression exercée par la présence de l'enfant. Lorsque l'utérus se contracte, le sang qu'il

(1) Laborie, *loc. cit.*, p. 22.
(2) *Loc. cit.*, p. 45.

contient doit refluer dans les vaisseaux voisins. La contraction des muscles abdominaux diminue la capacité du bas-ventre, comprime toutes les parties qui y sont contenues : de là résultent stagnation, refoulement du sang dans les divisions de la veine cave inférieure, et partant dans celles qui occupent le bassin. La distension et la rupture de ces dernières s'expliquent aisément. Il en est de même lorsque l'enfant, en comprimant toutes les parties molles contre les os du bassin, arrête la circulation dans les veines ; ces vaisseaux, qui reçoivent du sang des parties situées au-dessous du lieu où la compression s'exerce, se distendent et finissent par se rompre. »

Cette explication de Deneux qui ne diffère guère de celles des auteurs qui on écrit avant lui, est également adoptée par ceux qui l'ont suivi, par M. Blot, par Cazeaux, etc.

J'admets parfaitement aussi que les faits peuvent se passer comme le dit Deneux ; mais je ne crois pas que ce soit là le mécanisme exclusif de leur formation, et j'espère démontrer que la rupture d'un vaisseau assez considérable n'est point nécessaire pour les produire.

De plus, dans certains cas, la tête du fœtus peut faire subir aux parois du vagin une sorte de glissement sur les tissus voisins, glissement qui aura pour résultat de décoller ces parois dans une plus ou moins grande étendue, de déchirer les cloisons du tissu cellulaire en produisant ainsi une cavité plus ou moins spacieuse. Je ne fais point ici une pure hypothèse : j'ai rencontré la disposition que j'indique dans une des autopsies que j'ai faites ; on en trouvera les détails dans l'observation suivante.

OBSERVATION Ire. — Tumeur sanguine occupant la partie latérale gauche de l'excavation pelvienne. Ouverture artificielle ; pas d'hémorrhagie. Mort.

La nommée L....., primipare, âgée de 20 ans, bien conformée, d'une bonne santé habituelle, n'a éprouvé aucun accident pendant sa grossesse : elle est à terme et accouche à la Maternité, le 18 juin 1864, à cinq heures du soir. Le travail a duré six heures, dont une heure de période d'expulsion; présentation du sommet en O. I. G. A.; enfant vivant du poids de 3 kilogr. 250 grammes. L'accouchement et la délivrance ont été naturels, n'ont pas nécessité de manœuvre, et n'ont été suivis d'aucun accident. La malade se trouva bien jusqu'à sept heures et demie du soir, mais alors elle accusa de violentes douleurs lombaires, avec ténesme rectalet besoin de pousser en bas. L'élève sage-femme de service pratiqua immédiatement le toucher, et sentit une tumeur qui lui parut assez peu volumineuse : elle occupait la partie postérieure et latérale gauche du vagin. L'élève s'absenta tout au plus cinq minutes, pour aller chercher l'aide sage-femme. Le toucher fut de nouveau pratiqué, et on constata de grands changements dans la tumeur : elle avait pris un développement considérable : c'est là un point sur lequel j'insiste, car il montre avec quelle rapidité s'est formé l'épanchement sanguin.

M. Trélat, chirurgien en chef de la Maternité, mandé en toute hâte, arriva à neuf heures du soir, et l'examen auquel il se livra donna les résultats suivants : à l'extérieur les grandes lèvres et la vulve ne présentent ni changement de coloration ni tumeur; il existe une déchirure du perinée, verticale, et d'une étendue de 0,03 centimètres environ; pas d'ecchymose à l'extérieur.

En écartant les grandes lèvres, on constate aussi une éraillure peu profonde de la muqueuse vaginale à sa paroi postérieure; cette dernière fait une saillie considérable de couleur violacée qui obture à peu près complétement l'orifice vaginal. La tumeur, au dire de l'aide sage-femme, ne paraît pas avoir augmenté sensiblement de volume depuis la dernière exploration, ce qui ferait croire qu'elle a atteint à peu près d'emblée, c'est-à-dire, dans l'espace de cinq à dix minutes, son maximum de développement, au moins dans ses parties accessibles.

Cette tumeur occupe toute la longueur de la partie latérale gauche et postérieure du vagin jusqu'au col de l'utérus, au delà duquel elle s'étend peut-être, l'exploration ne pouvant être portée plus loin. Elle offre une consistance élastique assez ferme, sans la moindre sensation de fluctuation.

Malgré son volume, elle permet assez facilement l'introduction, entre les parois vaginales accolées, du doigt jusqu'au col de l'utérus. Celui-ci est élevé et fortement déjeté à droite et en avant, il n'offre du reste rien d'anormal dans sa forme ou ses dimensions. La tumeur qui est fortement convexe dans l'intérieur du vagin, s'aplatit et se surbaisse au voisinage du col.

Le toucher par le rectum permet de constater que la tumeur fait une saillie considérable dans la cavité de cet intestin qu'elle oblitère en partie; la muqueuse rectale est du reste intacte et aucun écoulement sanguin ne s'est fait par l'anus.

Quant à l'état général de la malade, voici ce qu'on constate. Cette femme qui offrait toutes les apparences d'une forte constitution et d'un tempérament sanguin, qui avait avant son accouchement le teint coloré, est maintenant très-pâle, avec un pouls fréquent, faible et dépressible; elle a des sueurs froides, à certains moments des lipothymies; elle est dans une anxiété extrême et dans une impatience qui se traduit par des récriminations continuelles et presque des injures. L'utérus encore volumineux est dur et assez bien contracté; ni douleur, ni ballonnement du ventre; la malade ne fait aucun effort et n'éprouve aucun besoin d'expulsion; elle n'accuse comme principal symptôme qu'une douleur gravative à la région lombaire.

M. Trélat se décide à ouvrir immédiatement la tumeur : à cet effet il pratique une incision de 3 à 4 centimètres intéressant la partie la plus déclive de la paroi postérieure du vagin. Il s'écoule par la plaie une très-petite quantité de sang liquide. Le doigt introduit dans la cavité anormale l'explore facilement et peut vider le foyer des caillots qu'il contient; le poids du sang sorti a pu être évalué à 250 ou 300 grammes; il se fait encore dans le foyer un écoulement de sang très-peu abondant. Les parties sont fortement abstergées avec de l'eau froide.

Par l'exploration de la cavité sanguine, on constate qu'elle s'étend par en bas vers l'épaisseur du périnée dont la peau et le tissu cellulaire sont intacts, et que sa paroi postérieure est formée par le rectum tout seul, reconnaissable à sa minceur et à sa souplesse.

Les lèvres de la déchirure périnéale sont rapprochées à l'aide de trois serres-fines ; des toniques consistant surtout en vin de Bordeaux sont administrés à la malade qui est reportée avec précaution dans son lit, un bandage de corps garni de ouate entoure et comprime la paroi abdominale.

Pendant la nuit du samedi 18 au dimanche 19, la malade repose sans douleur; l'hémorrhagie ne s'est pas reproduite.

Le 19. A la visite du matin, le pouls, à 110 pulsations, a repris un peu de force; le ventre n'est pas douloureux; ni ballonnement ni météorisme; pas de douleur à la région lombaire, l'utérus est bien rétracté; les battements du cœur sont réguliers, sans bruit anormal; pas de souffle dans les vaisseaux du cou. Il n'y a pas eu de garde-robe depuis l'accouchement; la malade ne peut uriner et a dû être sondée; elle est du reste très-calme, et dit se trouver bien; la respiration est légèrement accélérée; on ne constate aucune ecchymose à l'extérieur.

Une injection de 2 litres d'eau simple est faite dans le foyer avec un irrigateur muni d'une grosse canule avec plusieurs orifices à son extrémité. Cette canule, qui n'a pas moins de 15 à 18 centimètres de longueur, disparaît presque entièrement lorsqu'elle est poussée jusqu'à l'extrémité postérieure de la cavité accidentelle; on l'enfonce du reste à des profondeurs variables pour baigner toute l'étendue du foyer. Cette injection sort d'abord fortement colorée par du sang pur, puis viennent quelques caillots, les uns plus anciens, les autres paraissant de formation toute récente, mais en petite quantité, et l'injection ne tarde pas à revenir sans coloration sensible.

Du bordeaux, des bouillons, des potages, sont bien supportés. La journée se passe sans présenter d'aggravation. Un lavement émollient procure une garde-robe peu abondante; peu de temps après, une deuxième a lieu involontairement. Le cathétérisme a dû être renouvelé.

Une deuxième injection est faite, le soir à six heures, en même quantité et de la même manière que celle du matin; elle donne les mêmes résultats; les parties n'exhalent aucune odeur fétide. Il existe à la partie interne des petites lèvres et de chaque côté des eschares grisâtres circulaires et peu étendues.

Les serres-fines sont retirées à cause de la coloration violacée des lèvres de la déchirure. On recommande à la malade de tenir les cuisses aussi rapprochées que possible; la compression du ventre est continuée.

La nuit du 19 au 20 procure un repos assez complet.

Le lundi 20. Même pâleur; ni douleur, ni développement du ventre, ni sensation anormale par l'exploration de ces parties; rien non plus à noter à l'extérieur des parties génitales; on constate seulement que la déchirure du périnée ne s'est point réunie, que les lèvres en sont engorgées et recouvertes d'ulcérations grisâtres. Les eschares vulvaires, de même couleur, se sont étendues et sont recouvertes de matière sanieuse. L'injection est renouvelée dans le foyer; elle sort d'abord assez fortement colorée, présentant déjà un certain degré de fétidité, et entraînant avec elle quelques petits caillots qui paraissent de formation ancienne.

L'état général est moins satisfaisant. Le pouls, à 120 pulsations, est mou; la chaleur est vive; la peau sèche; rien au cœur ni dans les vaisseaux; respiration accélérée. Cependant la malade dit se trouver assez bien; ni nausées ni vomissements; pas de garde-robe dans la nuit, le cathétérisme est encore pratiqué le matin et répété trois fois dans les vingt-quatre heures.

Dans le courant de la journée, la malade est dans une somnolence à peu près continuelle, mais calme et sans rêvasseries; elle prend du vin de Bordeaux, des bouillons et des potages; l'administration d'une cuillerée à café d'huile de ricin provoque une garde-robe liquide.

A la visite du soir, la prostration est plus grande; la langue est large et humide, avec un enduit blanchâtre peu épais ; les narines sont pulvérulentes ; l'injection revient colorée par un liquide plutôt sanieux que purement sanguin ; il répand une odeur de plus en plus fétide. L'exploration de la cavité avec le doigt y fait constater la présence d'une certaine quantité de caillots trop volumineux et déjà trop fermes pour être entraînés par l'injection ; le doigt peut en amener à l'extérieur une certaine portion ; ils paraissent de formation récente. Pendant la journée, les eschares vulvaires sont souvent abstergées avec de l'eau additionnée d'une petite quantité d'eau-de-vie camphrée ; ce n'est plus de l'eau pure, mais ce même liquide qu'on a employé pour les injections de la journée.

Le 21. A quatre heures du matin, cette femme, qui avait jusqu'à cette heure bien reposé, n'avait eu aucun frisson, commence à ressentir des douleurs assez vives dans le dos, dans les lombes et dans le ventre ; elles persistent encore à la visite du matin ; le ventre est développé, tendu, sonore à la percussion qui, même légère, est douloureuse. Le facies est profondément altéré ; les yeux excavés sont bordés d'un cercle brunâtre ; pâleur du visage et des téguments ; chaleur plus vive ; pouls faible, dépressible, à 140 pulsations ; la soif est intense ; la langue large, humide, avec un enduit noirâtre peu épais ; ni nausées ni vomissements ; la malade a eu quatre garde-robes diarrhéiques depuis la veille ; le cathétérisme est encore nécessaire. La respiration est fréquente, suspirieuse ; plaintes continuelles et prostration profonde ; les moindres mouvements exacerbent les douleurs.

Les grandes lèvres sont tuméfiées ainsi que les bords de la déchirure périnéale qui sont sphacélés dans toute leur épaisseur ; les eschares vulvaires se sont étendues ; elles sont recouvertes d'un détritus putrilagineux et sanguinolent très-fétide ; elles ont aussi gagné en profondeur, et par des tractions même légères, on détache facilement des lambeaux de tissu cellulaire sphacélés qui existent en grand nombre à l'entrée du vagin. La paroi postérieure de ce dernier, d'une coloration violacée, noirâtre, a pris une épaisseur considérable et paraît fortement infiltrée ; elle oblitère presque complétement l'entrée du vagin. Toutes ces parties sont le siége d'une chaleur très-vive. On lave la vulve avec de l'eau additionnée d'eau-de-vie camphrée. Une injection de 2 litres est faite dans le foyer de la même manière que précédemment ; elle revient teinte d'un liquide sanieux, d'une fétidité extrême, mais sans entraîner après elle de caillots, bien que, par le toucher, on puisse en constater, en petite quantité il est vrai, dans la cavité.

On ordonne 2 lavements émollients, du bordeaux et des bouillons.

Dans la journée, la prostration va croissant ; les lavements sont rendus involontairement ; le cathétérisme est encore pratiqué, la vulve abstergée plusieurs fois. La malade est dans une somnolence continuelle; pouls insensible; elle perd la parole vers deux heures de l'après-midi. La sécrétion laiteuse ne s'est pas opérée.

Cette femme meurt à cinq heures du soir, le 21 juin.

Autopsie, le 23 juin, trente-huit heures après la mort.

Le cadavre présente toutes les traces d'une décomposition avancée. (La chaleur de la journée du 22 a été très-élevée.)

L'abdomen est très-développé; une coloration verdâtre s'étend sur sa surface, intense surtout dans les deux tiers inférieurs, envahissant aussi la partie supérieure des cuisses, où l'on sent une crépitation gazeuze, plus prononcée dans le membre gauche. Les grandes lèvres, la région pubienne et la fesse gauche, ont le même aspect que les parties ci-dessus; il en est de même du thorax à sa partie postérieure, où l'on peut constater aussi une infiltration gazeuse.

Le tissu cellulaire sous-cutané de la paroi abdominale incisée est distendu par des gaz; il ne présente pas du reste d'autre altération, excepté au voisinage du pubis où il est infiltré de sérosité sanguinolente. Le même liquide se retrouve dans la gaîne des muscles grands droits. Le tissu cellulaire de ce point de la paroi, de même que celui qui est immédiatement recouvert par le péritoine pariétal, est noirâtre et a l'aspect putrilagineux.

La sérosité qui s'écoule à l'incision de ces parties est mélangée de nombreuses gouttelettes graisseuses. La cavité péritonéale, outre des gaz très-fétides qui s'échappent par l'incision, contient au moins 300 grammes de sérosité roussâtre tenant en suspension une grande proportion de gouttelettes huileuses. Le péritoine viscéral ne paraît point enflammé.

L'estomac, l'intestin grêle et le gros intestin, sont très-distendus, mais ne sont le siége d'aucune altération. L'épiploon est fortement congestionné seulement à sa partie inférieure; on ne trouve pas d'adhérences.

Le mésentère est encore infiltré de sérosité rougeâtre. Les intestins enlevés avec précaution, pour léser le moins de vaisseaux possible, laissent voir le tissu cellulaire sous-péritonéal distendu par du gaz et le même liquide séro-sanguinolent. L'infiltration envahit l'atmosphère celluleuse des deux reins, plus prononcée néanmoins du côté gauche. En outre, ce tissu cellulaire est noirâtre; on peut facilement en détacher des lambeaux qui paraissent à peu près complétement sphacélés. L'infiltration s'étend vers les parties inférieures dans le tissu cellulaire de la cavité pelvienne et se continue avec le thrombus, qui en est évidemment le point de départ.

La tumeur occupe la partie latérale gauche et un peu postérieure de la cavité pelvienne, sa capacité est considérable. En haut elle s'étend jusqu'au voisinage de l'angle sacro-vertébral, dépassant le sacrum un peu à droite; vers sa partie inférieure, elle ne dépasse pas la ligne médiane de cet os. La paroi postéro-externe de ce foyer est donc formée par le sacrum et l'apouévrose pelvienne qui ne m'a pas paru complétement intacte; sa paroi interne est formée par le vagin et le rectum portés un peu à droite. L'antérieure est constituée par le péritoine; inférieurement l'épanchement se prolonge jusque dans l'épaisseur du périnée dont la peau et le tissu cellulaire sont intacts. La paroi vaginale est à nu et comme disséquée, elle est très-épaissie, infiltrée de sérosité, elle présente seulement en bas la trace de l'incision qui n'a pas moins de 3 à 4 centimètres d'étendue dans le sens antéro-postérieur.

J'ai fait quelques tentavives pour rechercher quels étaient les vaisseaux rompus; à cet effet j'ai pratiqué une première injection avec de l'eau par la veine fémorale, en comprimant la veine iliaque primitive, et j'ai constaté que le liquide de l'injection venait sourdre en nappe à la surface du foyer. Il est donc probable qu'aucune veine un peu importante n'était rompue. Une seconde injection pratiquée par l'artère iliaque primitive, aussi avec de l'eau, s'est comportée comme la première : elle s'écoulait également en nappe à la surface du foyer, d'où la conclusion qu'aucune artère un peu volumineuse n'était ouverte et qu'enfin des vaisseaux artériels et veineux d'un très-petit calibre avaient contribué en même temps à la formation du foyer sanguin.

Le foyer offre sur toutes ses parois une coloration noirâtre uniforme qui en marque très-bien les limites. Il contient quelques petits caillots sanguins, des lambeaux de tissu cellulaire sphacélé et une certaine quantité de matière putrilagineuse ressemblant assez à celle qui tapisse la face interne de l'utérus des femmes récemment accouchées.

L'examen plus minutieux de la paroi vaginale fait bien reconnaître que le foyer est tout à fait en dehors, et qu'elle ne contient dans son épaisseur aucune infiltration sanguine. Les muscles pyramidal, obturateur interne et sphincter externe de l'anus sont ecchymosés dans les points voisins du foyer.

Dans le côté droit de la cavité pelvienne, on trouve une disposition sur laquelle je désire attirer l'attention; car elle me paraît avoir une certaine valeur au point de vue du mode de formation des thrombus. Les mailles du tissu cellulaire sont dissociées et séparées assez complétement pour former une cavité capable de loger un œuf de poule. Cette poche est située au niveau de la branche horizontale du pubis et de la partie supérieure du trou obturateur : elle ne contient ni caillots, ni sang liquide. Il me paraît évident que si un certain nombre de vaisseaux s'étaient rompus dans le voisinage de cette cavité, il se serait formé là une tumeur sanguine. La vessie, fortement revenue sur elle-même, est saine.

L'utérus, bien rétracté, est très-coloré à sa face postérieure, les ligaments larges sont intacts; à l'incision de la matrice on fait sourdre de son épaisseur du pus qui paraît contenu dans les sinus. Le foie, les reins et la rate, sont exsangues et ramollis; les veines ne contiennent que très-peu de sang très-fluide.

Les poumons sont emphysémateux et contiennent des gaz dus probablement à la putréfaction. Les deux cavités pleurales renferment une certaine quantité de sérosité sanguinolente sans trace d'inflammation : quelques fausses membranes de formation ancienne existent dans la plèvre droite. Le péricarde est intact. Le cœur a son volume normal; ses orifices n'offrent aucune altération; ses cavités ne contiennent qu'une petite quantité de sang très-séreux. Le cerveau n'a pas été examiné.

Dans le cours de ce travail, j'aurai occasion de renvoyer souvent à cette observation qui offre des particularités très-intéressantes à différents points de vue.

Je n'insiste pour le moment que sur la présence d'une loge celluleuse d'une capacité considérable et parfaitement vide dans la cavité pelvienne.

Si des vaisseaux s'étaient rompus dans cette cavité, le thrombus eût été complet et se fût produit très-promptement. En effet, cette lésion rend parfaitement compte de la rapidité avec laquelle certaines de ces tumeurs se développent, arrivant, presque d'emblée, à leur plus grand volume, et cela sans que l'autopsie ait pu démontrer la rupture de gros vaisseaux ; l'hémorrhagie pouvant avoir lieu, comme nous le prouverons, par un grand nombre de vaisseaux très-petits, se fait en quelque sorte en nappe. Et si le sang, au lieu de trouver une cavité toute préparée pour le recevoir, était obligé de s'infiltrer dans les mailles du tissu cellulaire, de les rompre pour arriver à former une collection; on ne verrait pas de thrombus acquérir en quelques minutes un volume énorme comme cela se voit souvent.

3° Voyons maintenant ce qui a trait à la formation du thrombus après la délivrance. Nous n'aurons à donner ici que les raisons qui retardent jusqu'à ce moment l'apparition du thrombus ; car tous les auteurs admettent que la lésion primitive a été produite pendant le travail de l'accouchement et par le mécanisme que je viens d'indiquer. C'est là une opinion qui ne me paraît pas discutable. Voyons donc pourquoi la tumeur n'apparaît pas en même temps que la lésion qui doit la produire. Voici ce que dit Deneux (1) à ce sujet : « Il peut se faire que la tête du fœtus, après avoir déchiré une des veines du vagin, reste appliquée contre l'ouverture de telle façon qu'elle s'oppose à la sortie du sang hors du vaisseau déchiré. Les choses demeureront dans cet état tant que la compression durera, et rien ne pourra faire soupçonner la rupture veineuse. Mais aussitôt que l'enfant sera expulsé, ce qui peut tarder beaucoup, une infiltration sanguine, un véritable thrombus aura lieu. On conçoit encore que, pendant que la tête de l'enfant comprime le vaisseau déchiré, y suspend la circulation, il peut se former un caillot qui retardera l'effusion du sang pendant quelques minutes, quelques heures après la terminaison de l'accouchement. »

Il peut se faire encore que le travail n'ait fait qu'affaiblir considérablement les parois vasculaires; après l'accouchement, la stagnation du sang dans ces vaisseaux affaiblis et peu soutenus par les parties voisines, pourra être suffisante pour produire leur rupture.

D'après M. Dubois, cité par Cazeaux (2), « Les parois des vaisseaux violemment contus, peut-être même mortifiés, peuvent ne se rompre que plus tard, alors seulement que la partie qui a subi l'attrition se détache. »

---

(1) *Loc. cit.*, p. 50.

(2) *Traité de l'art des accouchements*, p. 615.

Il est encore possible que, les vaisseaux ayant été très-affaiblis par le travail, il s'y fasse tout à coup, sous l'influence d'un mouvement brusque, d'un effort violent, un afflux de liquide assez considérable pour en produire la déchirure spontanée même plusieurs heures après la délivrance.

Quant au mode de propagation de ces tumeurs; elles se forment d'abord dans le bassin, peuvent s'étendre dans la cavité abdominale, ou bien vers les grandes lèvres, ou enfin se former en même temps dans le bassin et à la vulve; mais aucun fait n'autorise à admettre qu'une tumeur, d'abord développée dans les grandes lèvres, puisse se propager de là vers la cavité pelvienne.

Dans certains cas on a vu une hémorrhagie extérieure se faire en même temps que se formait un thrombus. Tantôt cette hémorrhagie était artérielle et tantôt veineuse. Dans ces cas, la paroi vaginale s'était déchirée en même temps que les vaisseaux, seulement les deux ouvertures vasculaires et vaginales n'étaient pas parallèles, et le mécanisme est alors le même que pour les thrombus qui se forment à la suite de la saignée.

Il nous reste à voir si le sang est fourni par les veines ou par les artères, ou par ces deux sortes de vaisseaux en même temps.

Boer (1) regarde comme difficile de décider si le sang provient des veines ou des artères.

« Interea utrum ex venis cruor aut ex arteriis fluat, difficile « finitu. »

Siebenhaar (2) s'exprime à ce sujet de la manière suivante :

« Utrum arteriæ, an venæ discissæ sint e sanguinis in sinu con-

---

(1) *De Fluxu quodam sanguinis in puerperis ante incognito*, p. 324.

(2) *Dissert. inaug.*, p. 18.

« tenti ac morati, natura seriori tempore vix poteris colligere, quia « brevi adeo imitatur ut neque color ejus, neque reliquiæ virtutes « certi quid probent. Tunc solum hoc cognoscere nobis licebit, quum « sanguinis recens effusus e plaga vaginæ forte in lucem venit. « aut varices, quæ antea in parietibus turgore suo insignes fue- « rant, subito evanescunt. Constat quidem venas, et si parietes « habeant tenuiores, tamen arteriis esse tenaciores; at, quum in « partibus superficiem potius occupantes causarum externarum « violentiæ magis sint expositæ, eas frequentius quam arterias, « quas jam situs profundior ac remotior tueatur, etiam pariendi « intentione discerpi putaverim.

« Cæterum quoad hemorrhagiæ vehementiam non magnum « intercedit discrimen, utrum arteria an væna læsa sit. Venas « enim, propter valide sese contrahendi inopiam, sanguinem « non minus pertinaces sæpius effundere, quotidiana docet expe- « rientia. »

Berdot et Vendelstœdt pensaient que le sang était fourni par les vaisseaux utérins.

Kronauer le croyait fourni exclusivement par les veines; il disait en 1734 : « Quod autem venæ præcipuæ nobis profusum « huncce humorem suppeditent, sequentibus inducimur ratio- « nibus : 1° Quod nullus neque ab initio neque medio aut fine « pulsus seu dolor pulsatorius sentiatur. 2° Quod aperto tumore « grumi quidem crassiusculi nigricantes, pro duratione morbi « minus aut magis fluxiles, effluant, ast evacuatis hisce omne « profluvium momento citius cesset, nec ulla unquam hemor- « ragia incisionem institutam comitetur, quæ tamen certo cer- « tius vulnere aperto in anevrysmate seu profusione sanguinis « arteriosi eveniret. 3° Facilius compressioni aut dilaceracioni « obnoxia esse vasa venosa quam arteriosa ex ipsa eorum struc- « tura manifestum est, quippe quibus debiliori tunicarum meca- « nismo natura prospiciebat, deinde propter motum sanguinis « violentiorem progressivum, stagnatio non tam facile in ar-

« teriis harum, partium valde spongiosarum insequitur quam « in venis (1). »

Deneux dit, page 63 : « Je persiste à croire que, dans tous les cas, les tumeurs sanguines de la vulve et du vagin sont occasionnées par la rupture des veines. » Il appuie son opinion sur les mêmes raisons que Kronauer.

M. Blot partage aussi leur manière de voir.

M. Laborie croit que le sang est fourni à la fois par des artères et des veines.

Les opinions des auteurs que nous venons de citer n'ont point, en définitive, de démonstration bien évidente. Nous avons déjà dit l'importance secondaire attribuée par nous aux varices; nous devons ajouter que les varices profondes seules auraient, en tout cas, le pouvoir de produire ces tumeurs, car la plupart du temps, les varices superficielles contractent avec la muqueuse des adhérences si intimes, qu'il ne peut y avoir rupture des unes sans déchirure de l'autre, et qu'alors le sang doit s'épancher au dehors sans formation de thrombus. Des faits pareils ne sont, du reste, pas rares dans la science.

Mais le meilleur moyen de diminuer l'importance des varices, c'est de montrer que le sang peut être fourni par d'autres vaisseaux. Aucun auteur ne parle d'injection faite sur le cadavre, dans le but de rechercher la nature des vaisseaux rompus. C'est ce que nous avons fait dans l'une des autopsies qu'il nous a été donné de pratiquer. (Voir les détails de l'observation 1.) Une injection pratiquée avec de l'eau par la veine fémorale, venait sourdre à la surface du foyer sanguin où elle s'écoulait en nappe. Il en était de même d'une injection poussée par l'artère iliaque primitive. De plus, l'injection ne sortait par aucun gros tronc vasculaire; il n'existait pas de dilatation appréciable des vaisseaux.

---

(1) *Loc. cit.*, p. 16.

En présence d'une expérience pareille, je crois qu'il est impossible de nier la double participation des artères et des veines à la formation des tumeurs sanguines qui nous occupent. Voyons, d'autre part, si les objections faites à cette manière de voir sont sérieuses. Kronauer, Deneux, et les auteurs qui les ont suivis, répètent les mêmes arguments, à savoir : le défaut de pulsation dans la tumeur, la coloration du sang et la rapidité de l'épanchement.

L'absence de battements ne prouve absolument rien, et ce n'est pas là une objection soutenable; car il ne se produit de pulsations dans une poche sanguine que si le sang reflue de la cavité accidentelle dans un autre point du système circulatoire, ce qui n'a pas lieu dans les thrombus.

Pour ce qui est de la couleur du sang, c'est un mélange de sang artériel et de sang veineux; sa coloration ne peut être très-tranchée et ne suffit point pour établir sa nature.

Quant à la rapidité de l'épanchement, il ne me paraît pas discutable que le thrombus puisse se former aussi promptement à la suite de la rupture d'un grand nombre de vaisseaux, artères et veines, qu'à la suite de la déchirure d'un seul gros vaisseau veineux.

ANATOMIE PATHOLOGIQUE.

Le siége des tumeurs sanguines intra-pelviennes est variable: le plus ordinairement elles occupent l'une des parties latérales du vagin, la gauche à peu près aussi souvent que la droite. Sur les 43 observations que j'ai relevées, le siége du thrombus est indiqué avec précision 13 fois à gauche et 11 fois à droite. Boer, qui avait toujours rencontré ces tumeurs à droite, avait cru devoir en donner l'explication suivante : « Postremo adjungimus, in nostris « exemplis periculum vaginæ semper in dextra pariete fuisse con-

« gestum. Forsitan, quod error frequentissime hunc locum occu« pet. Juxta alia inde derivatur, quia scilicet infantis plurimum « supremus vertex cum fronte identidem in dextrum matris con« versus est; dehinc subsequens capitis solita evolutio ortui indig« nationis in hoc ipso latere foveat potissimum (1)? » Il n'y a pas lieu de discuter cette explication, puisqu'elle s'applique à un fait complétement faux.

Beaucoup plus rarement ces tumeurs occupent à la fois les deux côtés du vagin, et ce n'est qu'exceptionnellement qu'elles envahissent toute sa circonférence.

L'épanchement peut être limité exactement aux parois latérales du vagin, ou bien s'étendre en même temps à la paroi postérieure de ce conduit qu'il occupe dans une plus ou moins grande étendue; il peut être enfin borné à cette paroi postérieure, c'est-à-dire occuper la cloison recto-vaginale sans prendre une grande extension sur les côtés.

Je ne connais pas d'exemple de tumeur sanguine ayant son siége à la partie antérieure du vagin, ce qui s'explique aisément par l'union intime de ce conduit avec la vessie.

M. Laborie (2) a admis, dans sa classification des thrombus, une variété ayant son siége dans l'épaisseur même des parois du vagin, et qu'il appelle intra-pariétale. L'observation qu'il rapporte comme appartenant à cette variété est de Martin le jeune (3); elle n'est pas le moins du monde probante, et l'auteur lui-même n'était point sûr du siége de l'épanchement, comme le prouve un passage de son observation où il dit que la tumeur siégeait dans l'épaisseur du vagin, ou dans le tissu cellulaire qui environne cet

(1) Boer, ouvr. cité, p. 328.

(2) Ouvr. cité.

(3) *Mémoires de médecine et de chirurgie*, p. 345.

organe. Sans nier donc d'une façon absolue la possibilité d'un épanchement un peu considérable dans les parois du vagin, je crois qu'il est impossible d'en trouver un exemple bien net dans les faits publiés jusqu'à ce jour.

Le thrombus, occupant les différents siéges que nous venons de lui assigner, peut être limité au petit bassin, mais le plus souvent il s'étend dans diverses directions.

Sur les 43 observations que j'ai réunies, 14 fois seulement la tumeur ne dépasse pas l'excavation pelvienne ; 26 fois, du bassin où l'on trouve sa masse principale, elle se propage dans différents sens ; 3 autres cas se rapportent à des épanchements abdominaux, sans thrombus dans l'excavation.

La variété de beaucoup la plus fréquente est la tumeur intrapelvienne, avec extension vers la vulve, que l'on désigne généralement sous le nom de *thrombus vulvo-vaginal ;* j'en ai trouvé 16 observations sur 43. L'extension vers l'abdomen est plus rare ; j'en ai réuni 7 cas.

Plus rarement encore, dans 3 observations seulement, la tumeur intra-pelvienne s'étendait en même temps à la vulve et dans le tissu cellulaire sous-péritonéal de l'abdomen.

Enfin l'épanchement peut envahir encore l'épaisseur du périnée, le tissu cellulaire sous-cutané de la cuisse, de la fesse, et de la paroi abdominale antérieure ; on l'a même vu se propager hors du bassin, dans le tissu cellulaire profond de la fesse, vers le creux ischio-rectal.

Le volume de ces tumeurs varie depuis celui d'une amande, d'un petit œuf de poule, jusqu'à celui de la tête d'un fœtus à terme et au delà ; le plus souvent il est noté comme considérable.

Elles peuvent n'occuper qu'une partie de la longueur du conduit vaginal ; elles s'étendent alors dans le sens transversal ; ou bien elles longent toute la hauteur du vagin qu'elles peuvent même dépasser. Suivant qu'elles sont plus ou moins volumineuses, elles proéminent plus ou moins du côté de la cavité vaginale, ou du côté du rectum; et vont quelquefois jusqu'à oblitérer l'un ou l'autre de ces conduits, ou tous les deux à la fois.

Le canal de l'urèthre lui-même peut subir de leur part une certaine compression, sa direction peut être changée; de là un cathétérisme très-difficile, sinon impossible.

Ces tumeurs, quand elles remontent très-haut, apportent aussi des changements importants dans la direction et les rapports de l'utérus.

L'oblitération du vagin peut s'opposer à l'écoulement des flux utérins, et provoquer ainsi une distension de l'organe et une hémorrhagie interne.

Signalons enfin la compression des vaisseaux et des nerfs, dont nous étudierons les effets en traitant de la symptomatologie.

La paroi interne du thrombus est formée par la paroi vaginale quelquefois intacte, et seulement refoulée vers le conduit, ayant encore au début sa couleur normale, ou présentant, au contraire, une ecchymose plus ou moins étendue, avec une coloration brune ou violacée; elle est souvent amincie, mais ordinairement dans un point assez limité. D'autres fois, cette paroi est déchirée dans toute son épaisseur, et le foyer sanguin est largement ouvert; la solution de continuité est le plus souvent irrégulière, avec des lambeaux de muqueuse sur ces bords; tantôt elle donne passage à un écoulement de sang abondant, tantôt, au contraire, on la trouve oblitérée par un caillot sanguin. Cette rupture du vagin peut se faire au moment même de l'apparition de la tumeur, ou très-peu de temps après, ou bien elle n'arrive que plus tard, soit spontanément, soit à la suite d'une manœuvre quelconque, comme une tentative de réduction, par exemple. Quand la rupture n'a pas lieu, la muqueuse peut se gangrener, une large eschare se forme, se détache, et ouvre ainsi le foyer sanguin.

Le rectum contribue aussi à former la paroi des thrombus intra-pelviens, mais jamais il ne se déchire spontanément comme le vagin ; plus tard, il peut être détruit par la gangrène, comme cela eut lieu dans une observation où la tumeur avait son siége dans la cloison recto-vaginale. Le thrombus est limité, d'autre part, par les parois de la cavité pelvienne, et l'aponévrose qui les revêt, par la vessie qu'on n'a jamais trouvée perforée : on ne mentionne pas, en effet, un seul cas de fistule vésico-vaginale à la suite de cette affection.

Je n'ai pas trouvé non plus un seul cas de rupture du péritoine, qui souvent est en rapport direct avec l'épanchement; mais il peut s'enflammer comme nous le verrons plus tard.

Dans les cas où la tumeur se propage à la vulve, on voit les grandes lèvres acquérir un volume plus ou moins considérable, quelquefois énorme, celui d'une tête d'adulte, par exemple. La peau des régions envahies, grandes lèvres, fesses, cuisses, parois abdominales, prend une coloration violacée, plus rarement elle a sa couleur normale; cependant cela a été constaté, et a pu donner lieu à des difficultés de diagnostic. Elle est plus ou moins amincie; si sa distension est considérable, elle peut se rompre, et une hémorrhagie se produire, ou bien elle devient de plus en plus foncée; des phlyctènes remplies de sérosité roussâtre se forment, et annoncent une altération profonde des tissus; des eschares se forment en effet bientôt, se détachent, et ouvrent largement la cavité du thrombus. Dans ces cas, les deux tumeurs intra-pelvienne et vulvaire peuvent communiquer entre elles, et on a pu vider complétement le foyer par une seule incision faite à la grande lèvre.

J'ai dit que la tumeur pouvait, par son volume, comprimer les vaisseaux de la région; c'est à cela qu'est dû, sans doute, un phénomène sur lequel on ne me paraît pas avoir assez insisté, car il peut faire croire à une extension de l'épanchement à la vulve : c'est un gonflement de l'une des grandes lèvres, ou des deux à la fois, qui survient ordinairement quelques jours après le début des accidents, il est produit par de la sérosité seulement; on en trouvera des exemples dans les faits que nous rapportons (voir les obs. 1, 2, 5 et 6).

Un autre phénomène également important, consiste dans une ecchymose au pourtour de l'orifice anal, ordinairement limitée au côté qui correspond à l'épanchement. Elle me paraît être le résultat d'une sorte d'imbibition sanguine qui vient du foyer lui-même. C'est elle qui, dans un cas, attira d'abord l'attention de l'observateur, et lui fit découvrir un thrombus existant déjà probablement depuis plusieurs jours.

Dans le fait suivant, qui est en même temps un exemple de rupture spontanée, l'ecchymose était bornée à une moitié du pourtour de l'anus, celle qui correspondait au côté occupé par le thrombus.

OBSERVATION IIe. — Tumeur sanguine occupant la partie latérale gauche de l'excavation pelvienne; infiltration sanguine dans le tissu cellulaire sous-péritonéal de l'abdomen. Mort.

La nommée B....., primipare, âgée de 22 ans, bien conformée, d'une bonne santé habituelle, entre à la Maternité avec un commencement de travail, le 13 mars 1864; l'enfant présentait le siége; des contractions fortes et régulières amenèrent la dilatation complète du col de l'utérus en dix heures, la période d'expulsion dura une heure et demie. L'enfant, du sexe masculin, vint au monde un peu cyanosé; une légère saignée du cordon lui fut pratiquée; il pesait 2,800 grammes.

L'accouchement et la délivrance furent naturels et ne nécessitèrent aucune manœuvre. Vers sept heures du soir, c'est-à-dire deux heures environ après la délivrance, la malade fut prise de douleurs très-violentes dans la région lombaire, avec ténesme rectal et besoin de pousser en bas; elle était en outre très-agitée.

L'élève sage-femme de garde pratiqua immédiatemment le toucher et constata l'existence d'une tumeur occupant la partie supérieure et latérale gauche du vagin; elle faisait également saillie dans le rectum comme le montra l'exploration de cette cavité.

Au moment du premier examen, la tumeur était petite et la muqueuse vaginale ne présentait aucune altération. M. Trélat, chirurgien en chef de la Maternité, prévenu sur-le-champ, ne put se rendre auprès de la malade qu'à neuf heures du soir. A ce moment la tumeur avait acquis un volume considérable; la muqueuse vaginale amincie s'était rompue; il était sorti par cette plaie une petite quantité de sang coagulé. La tumeur n'augmentait plus de volume; elle était assez ferme, sans trace de fluctuation; elle remontait très-haut vers la partie supérieure du bassin, et par le rectum pas plus que par le vagin on ne pouvait atteindre sa limite supérieure. La malade était pâle, très-affaiblie, le pouls faible et fréquent, à 118 pulsations. Les douleurs persistaient avec la même intensité et les caractères particuliers que nous avons signalés; elles se calmèrent sous l'influence de l'opium administré en lavement et en potion. Le traitement local se borna à des injections d'eau froide dans le vagin. Vers dix heures du soir l'agitation cessa, le pouls descendit à 100 pulsations et la malade dormit paisiblement jusqu'à minuit; à cette heure, les douleurs revinrent avec le même ténesme rectal, elles s'accompagnèrent d'un peu d'excitation, et le pouls remonta à 120 pulsations, il était petit et très-dépressible. Vers trois heures, elle eut un frisson qui dura huit minutes, elle était très-pâle, la chaleur de la peau était considérablement augmentée. Le reste de la nuit se passa sans nouvel accident. Le sommeil fut assez calme.

Le 14, à la visite du matin, on compta 112 pulsations; la malade disait avoir faim; elle accusait encore vers le vagin quelques douleurs, mais très-faibles. Elle fut mise dans un grand bain pendant vingt minutes, elle s'y trouva bien. Le mieux continua toute la journée, et le soir on ne compta que 96 pulsations; l'état général paraissait très-satisfaisant. La tumeur ne subissait aucun changement appréciable à la vue ou au toucher.

Le 15, à la visite du matin, le pouls est fréquent, 108 pulsations, la peau chaude; la malade accuse des douleurs sourdes dans la partie postérieure du bassin. Les lochies sont très-fétides; il n'y a pas eu de garde-robe depuis l'accouchement : 8 grammes d'huile de ricin procurent une évacuation abondante; des injections vaginales sont faites avec de l'eau chargée de coaltar et de l'eau pure alternativement. On constate au pourtour de l'anus une ecchymose très-prononcée et limitée à la moitié gauche de cet orifice. La malade dit avoir faim et prend dans la journée des bouillons, des potages et un œuf à la coque.

Le 16, les douleurs lombaires persistent, le pouls est toujours fréquent, la peau chaude; l'examen de la tumeur qui est également le siége de douleurs spontanées assez vives, augmentées par la pression, montre que la muqueuse vaginale est violacée, très-amincie et sur le point de se sphacéler. M. Trélat se décide alors à ouvrir largement la tumeur par le vagin, il en retire environ 300 gr. de caillots très-fétides. Des injections fréquentes avec de l'eau chargée de coaltar sont pratiquées dans le foyer, elles reviennent toujours fortement colorées par du sang, très-fétides et entraînant en même temps quelques caillots sanguins peu volumineux. La malade fut un peu soulagée par un grand bain où elle resta 25 minutes; mais à la suite elle eut un frisson, et le soir elle avait le pouls fréquent, à 132 pulsations, la peau chaude, la langue sèche, soif vive; elle n'accusait aucune douleur; les injections dans le foyer furent répétées un grand nombre de fois dans la nuit.

Le 17 mars, l'état général va s'aggravant.

Le 18, survient un nouveau frisson, le pouls, à 132 pulsations, est petit et dépressible, le facies exprime une grande anxiété; la malade a des évacuations diarrhéiques involontaires, l'écoulement qui se fait par la plaie vaginale est toujours extrêmement fétide, malgré de fréquentes injections.

Le 19, les frissons se répètent, ainsi que les selles involontaires, le pouls est à 140 pulsations, les narines pulvérulentes, la langue rôtie, les yeux cernés, la face très-amaigrie.

En présence de ces signes manifestes d'infection purulente, et l'évacuation du foyer sanguin se faisant difficilement par la plaie du vagin, M. Trélat se décide à pratiquer une contre-ouverture. A cet effet il traverse toute l'épaisseur du périnée au moyen d'un trocart muni d'un tube à drainage en caoutchouc, qui vient aboutir à la partie la plus déclive de la cavité du thrombus; nous devons dire que ce moyen fut insuffisant pour procurer une évacuation complète et continue du foyer. Celui ci fournissait alors un écoulement tout à fait purulent et fétide; en même temps existaient des eschares vulvaires superficielles, mais très-étendues.

Le 20, nouveaux frissons, continuation de la diarrhée, pouls à 144 pulsations. On administre 0,60 centigr. de sulfate de quinine et 0,10 cent. d'extrait gommeux d'opium en six pilules.

Le 21, visage extrêmement altéré, pouls très-faible, respiration fréquente, pâleur extrême, nouveaux frissons; les grandes lèvres sont infiltrées par de la sérosité.

Le 22, le délire survient avec de l'agitation; une prostration extrême lui fait suite et la malade expire à dix heures du matin.

Autopsie faite 24 heures après la mort.

La paroi abdominale est infiltrée de gaz et d'un liquide séro-sanguinolent de couleur rosée. La grande lèvre du côté gauche présente un œdème considérable mais purement séreux. Le vagin est fortement repoussé à droite et aplati; on ne constate aucune trace de varices dans son épaisseur ni dans les parties environnantes; à sa paroi postérieure on trouve la solution de continuité qui a été pratiquée avec le bistouri pendant la vie : les tissus ont subi au pourtour de l'ouverture un commencement de mortification. La cavité du thrombus est spacieuse, ses dimensions sont de 9 centimètres dans le sens antéro-postérieur, et de 4 cent. dans le sens transversal. La paroi postérieure et latérale gauche de cette cavité est formée par le sacrum et les aponévroses de l'excavation pelvienne du côté gauche; la paroi antérieure est formée par le ligament large, et la paroi interne ou latérale droite par le vagin, l'utérus, la vessie et le rectum.

De la partie la plus déclive de ce foyer, part un trajet fistuleux pratiqué pendant la vie pour passer un tube en caoutchouc. Les parois de ce trajet sont noirâtres et présentent un commencement de mortification. Dans le foyer, on trouve du pus en petite quantité; des lambeaux de tissu cellulaire sphacélé, et une sorte de bouillie noirâtre mélangée de nombreuses gouttelettes huileuses.

Le tissu cellulaire pré-vésical est infiltré de sérosité légèrement sanguinolente; il en est de même de la paroi de la vessie. La muqueuse de cet organe est soulevée et détachée des couches sous-jacentes par de nombreuses bulles de gaz.

Les parois de l'utérus sont minces et à l'incision laissent sortir une quantité assez considérable de pus infiltré. Cet organe n'est pas revenu sur lui-même; il offre une capacité considérable et, dans son intérieur, une bouillie noirâtre très-épaisse et très-fétide.

Le tissu cellulaire péri-rectal est fortement infiltré; les parois du rectum paraissent saines. Dans la cavité du péritoine, on trouve 250 à 300 grammes de sérosité sanguinolente sans trace bien manifeste d'inflammation de la séreuse. Le tissu cellulaire sous-péritonéal de l'abdomen est le siége d'une infiltration sanguine très-abondante qui remonte jusqu'au-dessus des reins, se continuant en bas avec la cavité du thrombus. Cette infiltration a suivi l'insertion du mésentère entre les lames duquel elle s'étend, envahissant l'atmosphère celluleuse des deux reins, mais surtout du gauche. Ces derniers organes, ainsi que la rate et le foie, sont exsangues et considérablement ramollis.

Les autres organes, poumons, cœur, cerveau, ne nous ont rien présenté de particulier; nous n'avons pas trouvé d'abcès métastatiques.

Mentionnons enfin l'épaisseur quelquefois considérable que présente la paroi vaginale et qu'elle doit en grande partie à une infiltration séreuse analogue à celle que nous avons mentionnée dans les grandes lèvres.

On peut trouver en outre des eschares vulvaires et même vaginales, grisâtres, superficielles : cette altération n'est point une conséquence du thrombus, car on la trouve à la suite des accouchements les plus heureux ; mais il m'a semblé que dans ces cas elles étaient plus étendues et prenaient en général un plus mauvais aspect, c'est au moins ce que j'ai vu dans les faits qui me sont propres.

La quantité de sang épanché est naturellement en rapport avec la capacité du foyer ; on a trouvé depuis 150 ou 200 grammes jusqu'à 1500 grammes de ce liquide. Il est tantôt à peu près complétement fluide, si l'examen est fait peu après le début ; ou bien en partie fluide, en partie coagulé, d'une couleur plus ou moins foncée : il existe quelquefois de véritables caillots fibrineux, jaunes, élastiques, mélangés à de la sérosité. Plus tard ce liquide s'altère, il prend une teinte violacée ou roussâtre, devient visqueux et filant comme un sirop très-concentré ; en s'écoulant, il entraîne après lui des lambeaux noirs et putrilagineux de tissu cellulaire sphacélé dont quelques-uns incomplétement détachés viennent garnir les bords de l'ouverture du thrombus. Il a quelquefois une odeur de matières fécales, ce qu'il doit au voisinage du rectum et non à une communication du foyer avec cet intestin, comme on serait tenté de l'admettre au premier abord. A cette première odeur s'en joint une autre de gangrène qui est extrêmement fétide. Le foyer, quelquefois bien limité, a des parois assez régulières, et les parties paraissent alors comme disséquées par une main habile : il est plus ou moins spacieux ; il peut occuper tout un côté de l'excavation pelvienne et se prolonger jusqu'à l'angle sacro-vertébral, le sacrum lui formant une paroi postérieure. A l'intérieur, on trouve du tissu cellulaire sphacélé dont quelques lambeaux peuvent s'étendre de l'une à l'autre paroi du foyer ; ce dernier a le plus souvent un aspect noirâtre ; il est souvent recouvert d'un détritus putrilagineux assez analogue à celui qu'on trouve à la surface interne de l'utérus des femmes mortes peu de temps après l'accouchement. D'autres fois, le sang épanché est devenu complétement purulent, ou bien, comme dans un fait du reste unique et que nous avons déjà cité, on trouve un mélange de pus et de matières fécales, la cloison recto-vaginale ayant été détruite, et l'intestin communiquant largement avec le foyer (obs. de Fichet de Fléchy).

L'épanchement est loin d'être toujours bien limité, le plus souvent il se propage sous forme d'infiltration dans les parties voisines; quelquefois même le sang, au lieu de détruire complétement les cloisons celluleuses, n'est qu'infiltré et son évacuation est alors très-difficile ; cette disposition se voit surtout dans les grandes lèvres. Le foyer peut s'étendre ainsi dans la fosse iliaque, sous le péritoine, entre les feuillets du mésentère qu'il écarte ; on a vu ainsi l'infiltration sanguine envahir toute la moitié de l'abdomen correspondant au côté affecté, ou même la totalité de cette région, bien qu'il n'y eût de foyer que d'un côté de l'excavation pelvienne. Elle peut gagner l'atmosphère celluleuse de l'un ou plus souvent des deux reins et s'étendre jusqu'aux attaches du diaphragme.

Au lieu d'une simple infiltration, on peut trouver en même temps dans l'abdomen du sang épanché ; ces lésions peuvent du reste être bornées à cette région et n'être point accompagnées de tumeur dans l'excavation pelvienne. C'est tantôt du sang pur que l'on trouve, tantôt un liquide rosé ressemblant à de la gelée de groseille qui infiltre également le tissu cellulaire de la paroi abdominale antérieure et celui qui entoure la vessie. Les intestins ont quelquefois une coloration violacée résultant d'une véritable imbibition sanguine.

Si la malade résiste quelque temps, nous voyons survenir dans le tissu cellulaire sous-péritonéal, les mêmes transformations que dans le foyer lui-même : la suppuration s'y produit, il se sphacèle, des gaz s'y développent, et à l'incision on voit s'en écouler outre du pus, des gouttelettes huileuses analogues à celles que l'on trouve dans les phlegmons gangréneux. Enfin, dans une observation que nous avons rapportée (observation 1), il existait une altération que nous n'avons trouvée dans aucune autre et dont nous avons déjà parlé : il existait dans le bassin du côté opposé au thrombus une loge pouvant admettre un gros œuf de poule : elle était formée par la dissociation des cloisons du tissu cellulaire ; ce dernier était noirâtre, déjà mortifié. Mais le fait important est qu'il n'y avait point d'épanchement dans cette loge, il existait seulement un peu d'infiltration sanguine tout autour.

Quant à l'état des vaisseaux, nous nous sommes suffisamment expliqué sur ce point en parlant du mécanisme. Si la tumeur peut être produite par des varices rompues, elle peut l'être aussi par une lésion simultanée de veinules et d'artérioles.

SYMPTÔMES.

Aucun symptôme précurseur ne peut faire prévoir la production d'un thrombus. La préexistence de varices peut à la vérité faire craindre cet accident; mais souvent il n'en existait pas ; et dans bien des cas où leur présence avait été constatée, il ne s'est point fait de thrombus.

Si dans un certain nombre d'observations on mentionne certains troubles morbides avant l'apparition de la tumeur, aucun fait ne nous autorise à admettre que ces phénomènes se soient produits avant les lésions anatomiques.

Le début de cette affection a donc lieu brusquement, sans prodromes ; mais les premiers phénomènes auxquels il donne lieu sont très-variables; tantôt, en effet, quelques symptômes généraux apparaissent les premiers, tantôt au contraire c'est l'existence de la tumeur qui attire tout d'abord l'attention ; tantôt enfin tumeur et symptômes généraux se produisent en même temps.

Le premier et le plus constant des symptômes qui marquent le début des tumeurs sanguines est la douleur. On la trouve en effet indiquée dans la plupart des observations ; à en croire Deneux, elle ne manquerait jamais. Il dit en effet (1) : « Si quelquefois pendant le travail de l'enfantement et après la délivrance, cette douleur n'a point été remarquée, c'est qu'il existait d'autres douleurs avec lesquelles elle aura été confondue. »

Cette opinion me paraît beaucoup trop absolue. Dans bon nombre d'observations, il n'en est point fait mention ; il est vrai qu'elles sont souvent bien incomplètes, et je suis très-disposé à ne leur accorder qu'une valeur secondaire ; mais, dans quelques-unes, à la vérité peu nombreuses, on indique avec précision l'absence de douleurs spontanées : ainsi, dans une observation de Boer, il est dit que la tumeur n'occasionnait de douleur que quand on y touchait; dans une autre de Jœrg (2), il est écrit que : « Malgré une grande distension des parties, l'accouchée ne souffrait en aucune manière, et, quoiqu'elle eût perdu beaucoup de sang, sa santé n'était pas altérée ; ce fut à l'occasion d'une légère difficulté dans la délivrance que le doigt porté dans le vagin permit de constater l'existence de la tumeur. » Les douleurs manquaient également dans une observation de Chaussier (3), et dans une autre empruntée à une leçon clinique de M. le professeur P. Dubois, et citée par M. Blot (4).

Cette douleur a des caractères très-variables. Le plus souvent très-vive, assez violente même pour arracher des cris aux malades, occasionner des convulsions ou produire des syncopes ; quelquefois si légère qu'elle n'a point attiré l'attention du côté des organes génitaux, et que la tumeur a pu rester méconnue pendant

(1) Deneux, *loc. cit.*, p. 65.

(2) *Versuche und Beytrage*, etc., p. 232 ; Leipzig, 1806.

(3) *Mémoires de médecine légale*, p. 399.

(4) Thèse de concours, p. 61 ; Paris, 1853.

plusieurs jours, elle est aiguë, lancinante, ou bien sourde et profonde, toujours continue, existant quelquefois primitivement à la région lombaire, comme on en trouve plusieurs exemples dans les faits rapportés par Deneux, par M. Blot, et dans la plupart des observations de ce travail ; chez quelques malades elle s'est fait sentir aux organes génitaux externes d'abord.

Rarement limitée, cette douleur s'irradie le plus souvent dans des points plus ou moins étendus et variables suivant le volume de l'épanchement. Elle s'accompagne ordinairement de ténesme et d'un besoin d'expulsion en bas, comme pour se débarrasser d'un corps étranger contenu dans les voies naturelles ; ce dernier caractère est à peu près constant et peut même être regardé comme caractéristique de la production d'une tumeur sanguine.

Dans quelques cas, les malades disent ressentir les mêmes douleurs que pour l'accouchement, mais plus fortes ; ou bien c'est un sentiment de tension et de gonflement dans les parties ; la sensation de la chute de matrice (obs. de Baudelocque) (1).

Dans une observation de Coutouly (2), la douleur se fit sentir immédiatement après la délivrance à la partie interne de la cuisse et ressemblait, suivant les expressions de la malade, à des milliers d'épingles qui l'auraient piquée. Elle s'irradie vers le périnée et la vessie, ou bien il y a une pesanteur sur le fondement avec efforts involontaires et inutiles pour aller à la garde-robe.

Martin le jeune (3) mentionne, outre les douleurs lombaires, des crampes dans les membres inférieurs. La douleur peut s'irradier vers la partie postérieure des cuisses. Dans un cas la malade éprouva une sensation de craquement particulier ; dans un autre, une sensation de bouillonnement faisant croire à la femme qu'elle avait un second enfant dont l'expulsion se préparait.

---

(1) *Journal général de médecine*, t. I, p. 466.

(2) *Mémoires*, p. 140.

(3) *Mémoires de méd. et de chirurg.*

Ces douleurs sont exaspérées par les mouvements au point que les malades n'osent pas changer de position ; les mouvements des membres inférieurs surtout sont tout à fait impossibles ou donnent lieu à des souffrances intolérables; le décubitus latéral est insupportable, et ces malheureuses restent couchées sur le dos, les cuisses fléchies sur le bassin et écartées l'une de l'autre. Tous ces phénomènes sont dus à la rupture des vaisseaux, à la distension des parties, à la compression des nerfs, et au poids exercé par la tumeur sur la vulve, le rectum et les divers organes contenus dans l'excavation pelvienne.

Dans une observation de Mme Lachapelle (1), ce fut une syncope qui attira tout d'abord l'attention et porta à examiner la malade.

Dans une autre de Laborie (2), un frisson se produisit en même temps que la douleur.

On a vu des convulsions se produire au moment de la formation du thrombus.

Wendelstœdt (3) fait mention de violents frissons convulsifs, au moment de la rupture de la tumeur.

Dans une observation déjà citée de Martin le jeune, les efforts d'expulsion, souvent répétés, fûrent suivis de syncopes et de défaillances effrayantes.

Une des malades de Siebenhaar (4) se plaignait d'envies continuelles de vomir, de tintement dans les oreilles, de douleurs au périnée et dans la région de la vessie avec une prostration insolite.

Tels sont les divers phénomènes qui accompagnent le plus ordinairement la formation des tumeurs sanguines : ils varient d'in-

---

(1) *Pratique des accouchem.*, t. III, p. 32.

(2) *Loc. cit.*, p. 36.

(3) Hufeland, *Journal*, t. XXXVI, p. 76; 1813.

(4) *Dissert. inaug.*, p. 2.

tensité avec l'étendue de la lésion ; exceptionnellement cependant, comme nous l'avons déjà dit, des tumeurs même volumineuses ont pu se développer sans donner lieu à des troubles assez prononcés pour mettre sur la voie du diagnostic.

Par l'exploration des parties, on constate l'existence d'une tumeur occupant l'un ou l'autre côté de l'excavation pelvienne ou la cloison recto-vaginale, d'un volume variant entre celui d'un petit œuf et celui d'une tête de fœtus, tantôt bornée à l'excavation, tantôt envahissant la vulve ou remontant dans la cavité abdominale ; quelquefois limitée à cette dernière région : dans ce cas les signes sensibles manquent complétement, et on n'a pour établir son diagnostic que des symptômes rationnels.

Quand la tumeur est petite, le doigt la circonscrit avec facilité, mais elle peut s'étendre assez haut pour qu'il soit impossible d'atteindre sa limite supérieure. On doit faire l'exploration à la fois par le rectum et le vagin. Les thrombus acquièrent ordinairement avec une rapidité extrême tout leur volume ; plus rarement on les voit s'accroître avec lenteur pendant plusieurs heures et même plus d'un jour. Quand ils se forment avant l'expulsion du fœtus, ils peuvent acquérir après sa sortie un grand développement.

Notre observation n° 1, où l'on put assister à la formation de la tumeur, montre avec quelle promptitude elle acquiert un volume considérable.

La tumeur est ordinairement assez ferme, plus ou moins tendue, lisse au doigt et à l'œil, effaçant quelquefois complétement les plis du vagin, ordinairement rénitente, élastique, sans trace de fluctuation ; elle peut néanmoins présenter ce dernier phénomène ; sa consistance est tantôt uniforme ; tantôt au contraire on la trouve dure dans certains points et fluctuante dans d'autres. Jamais on n'y a constaté de frémissements ni de pulsations ; nous savons que l'absence de celles-ci n'est point suffisante pour repousser la participation des artères à la formation de ces tumeurs.

A une époque très-rapprochée du début, les téguments, muqueuse ou peau, peuvent ne pas offrir de changement de coloration; mais le plus souvent, à ce moment déjà, la muqueuse vaginale ou les grandes lèvres, suivant l'étendue de la lésion, sont violacées, noirâtres. Cette coloration, quelquefois tardive, devient de plus en plus prononcée à mesure qu'on s'éloigne du début et que le thrombus augmente de volume.

Tantôt entière, la paroi du vagin peut être le siége d'une rupture survenue spontanément ou produite par les manœuvres du chirurgien. Cette rupture est suivie d'une hémorrhagie qui doit toujours attirer l'attention, car elle peut être assez abondante pour amener rapidement la mort. D'autres fois, il ne sort qu'une petite quantité de sang, et la tumeur alors moins tendue devient moins douloureuse. La déchirure est irrégulière, et conduit dans la cavité accidentelle que l'on trouve remplie de caillots et de sang liquide.

La tumeur est le plus souvent douloureuse au toucher; dans quelques cas rares, sa sensibilité est notée faible et même nulle. Quand elle se forme avant l'expulsion du fœtus, elle peut, dans les efforts de l'accouchement, être poussée en bas et à chaque douleur venir faire saillie à la vulve.

On a vu une hémorrhagie extérieure se faire en même temps que se formait un thrombus. Cela eut lieu dans le cas suivant.

OBSERVATION III. — Tumeur sanguine intra-pelvienne du côté droit, après la délivrance; rupture, hémorrhagie artérielle, péritonite. Mort. (Due à M. le Dr Bouchaud.)

La nommée G....., primipare, bien conformée, d'une bonne santé habituelle, accoucha à la Maternité, le 27 octobre 1863, à neuf heurs du matin, d'un garçon vivant. Le travail ne dura que six heures, dont une demi-heure de période d'expulsion. La délivrance et l'accouchement furent naturels, se firent sans difficulté et ne nécessitèrent aucune manœuvre.

Toute la journée, la malade se plaignit de douleurs lombaires très-violentes et, vers six heures du soir, on s'aperçut qu'elle perdait un peu de sang par les parties génitales. On pratiqua alors le toucher vaginal, qui permit de constater la présence d'une tumeur volumineuse, soulevant la paroi postérieure et latérale droite du vagin; puis, en écartant les grandes lèvres pour voir d'où pouvait provenir l'écoulement de sang, on aperçut à la partie inférieure de la tumeur une déchirure de la paroi vaginale par laquelle du sang vermeil s'écoulait en jets isochrones aux battements du pouls. Cette hémorrhagie commençant à devenir inquiétante, et la malade s'affaiblissant, on réunit les lèvres de la déchirure au moyen de quatre serres-fines ; l'écoulement sanguin s'arrêta.

La nuit du 27 au 28 se passa sans accident, et la malade eut un sommeil très-calme.

Dans la journée du 28, le pouls s'accéléra, la peau devint chaude, la soif vive, et, en même temps, se déclarèrent quelques douleurs dans le ventre ; d'abord peu vives, elles ne tardèrent pas à devenir très-violentes, et une diarrhée abondante commença. On appliqua un large vésicatoire sur l'abdomen.

La journée du 29 se passa sans apporter de grands changements ; l'état de la malade alla s'aggravant, et, le 30, il y eut des vomissements bilieux abondants; le ventre était tendu et météorisé ; le pouls était petit; la peau couverte d'une sueur abondante et visqueuse. On retira les serres-fines ; il n'y eut pas d'hémorrhagie.

La tumeur n'avait subi aucun changement appréciable; les douleurs toujours très-violentes parurent se calmer sous l'influence de l'opium administré à haute dose; mais l'état général était néanmoins de plus en plus grave. La malade était cyanosée ; les extrémités violacées et froides. Elle mourut le 1er novembre, à deux heures du soir.

A l'autopsie, on trouva tous les désordres propres à la péritonite puerpérale ; nous les passons sous silence.

Sur la paroi latérale droite et un peu postérieure du vagin, existait une cavité pouvant loger le poing : elle était pleine de caillots sanguins noirâtres, un peu fétides, et au-dessus de la tumeur, dans le tissu cellulaire de la cavité pelvienne, il y avait une infiltration sanguine abondante qui remontait jusqu'au niveau du détroit supérieur.

La cavité vaginale peut être oblitérée par l'épanchement, au point de rendre l'introduction du doigt difficile. Cette exploration donne lieu à la sortie d'une certaine quantité de sang qui provient du vagin où il s'était accumulé au-dessus de la tumeur, et n'est point dû à l'ouverture de cette dernière, comme on pourrait le croire au premier abord.

Après l'ouverture des thrombus, et dans les cas où, avec le doigt seul, on ne pouvait atteindre leur limite supérieure, on s'est quelquefois servi de sonde en gomme élastique, ou d'autres instruments, que l'on promenait en différents sens dans la cavité pour l'explorer. C'est là une manœuvre sans utilité et qui peut, surtout à une époque voisine du début, donner lieu à des hémorrhagies.

Outre ces signes locaux, qu'on pourrait appeler immédiats, il en est d'autres qui, pour être plus tardifs, n'en sont pas moins importants. C'est d'abord une ecchymose qui quelquefois est très-étendue, et que l'on a vue envahir toute la fesse, la partie supérieure et interne de la cuisse du côté affecté. Nous l'avons vue survenir quelques jours après le début ; elle était bornée à la marge de l'anus dans l'une de ses moitiés seulement, celle qui correspondait au siége de la lésion. Dans l'observation 5, c'est ce signe qui porta à rechercher un thrombus existant déjà depuis plusieurs jours. On peut voir aussi se former un œdème de l'une ou des deux grandes lèvres.

Quand la tumeur se développe avant l'expulsion du fœtus ou du délivre, elle peut apporter un obstacle quelquefois insurmontable à leur sortie, et l'incision immédiate est alors le seul moyen de terminer l'accouchement. Cependant, nous voyons que, dans un cas semblable, rapporté par Mme Lachapelle, la sortie du fœtus et du placenta se fit sans rupture ni incision de la tumeur.

Cette dernière peut non-seulement comprimer le canal de l'urèthre au point de s'opposer à la miction, mais elle peut encore le dévier, et dans un cas de cette nature, rapporté par M. Laborie (1), ce ne fut qu'avec les plus grandes précautions et en donnant à la

(1) Ouvr. cité, p. 36.

femme une position particulière que M. P. Dubois put vider la vessie.

Dans aucune des observations mentionnées par Deneux, il n'est fait mention de la rétention des matières fécales; la compression que subit le rectum doit cependant produire ce phénomène, et je l'ai, du reste, trouvé dans un certain nombre d'observations publiées depuis cet auteur et dans quelques-unes de celles que je rapporte ici.

Les tumeurs sanguines très-volumineuses et surtout celles qui remontent très-haut dans l'excavation déplacent l'utérus ; et dans les cas où il est impossible d'atteindre la limite supérieure d'un thrombus, on pourra utiliser le déplacement subi par cet organe pour acquérir quelques notions sur le degré de développement de la tumeur. Elles peuvent encore, en oblitérant le vagin, s'opposer à l'écoulement des lochies qui finissent par amener une distension de la matrice et une hémorrhagie interne souvent très-alarmante, et qui pourrait, si elle était méconnue, devenir mortelle. Mme Lachapelle (1) rapporte un exemple de cet accident; la rupture de la tumeur permit la déplétion de l'utérus et fit cesser l'hémorrhagie interne. C'est là, il me semble, la conduite que l'on devrait suivre en pareille occurrence.

A tous ces phénomènes locaux, se joignent, le plus souvent, des symptômes généraux plus ou moins graves, suivant la rapidité et l'étendue de l'épanchement; tels sont : affaiblissement considérable, tintements, bourdonnements d'oreille, prostration extrême, anxiété et oppression, nausées, vomissements, toux, crachements de sang, sueurs froides, lipothymies, syncopes; quelquefois des convulsions, du délire, une agitation, une impatience et une irritabilité extrêmes; le pouls devient en même temps fréquent, faible, petit, serré, irrégulier; on peut entendre, à la région précordiale

---

(1) *Pratique des accouchem.*, t. III, p. 201.

et se prolongeant dans les vaisseaux du cou, un bruit de souffle au premier temps survenu assez rapidement.

Ce dernier symptôme, que l'on retrouvera dans nos observations 5 et 6, n'a été mentionné nulle part. Il doit cependant, je crois, se produire assez fréquemment; il a une certaine importance, car, dans les cas où il se manifeste, il doit, en l'absence de toute autre cause capable de l'expliquer, faire penser à une extension de l'épanchement dans la cavité abdominale.

A ces accidents, dus surtout à la présence de la tumeur et à la perte sanguine, peuvent s'en joindre d'autres qui sont liés à l'irritation produite par cette tumeur sur les organes voisins et en particulier sur le péritoine. C'est ainsi que, quelquefois dès le jour même, le lendemain, ou enfin un peu plus tard, on voit les douleurs s'étendre à l'abdomen qui devient sensible, tantôt d'un seul côté, celui qui correspond au thrombus; d'autres fois, dans sa totalité; il se ballonne, la moindre pression est insupportable; il survient des vomissements verdâtres, et enfin tous les signes d'une péritonite.

Dans certains cas, ces symptômes, développés peu de temps après l'accident, acquièrent peu d'intensité et cessent rapidement pour ne plus reparaître; mais souvent aussi ils vont en s'aggravant; la péritonite se généralise et devient promptement mortelle.

Deneux (1) rapporte un exemple de cette complication; la péritonite débuta dès le premier jour, et la malade mourut le troisième; ce fait fut recueilli par l'auteur à la Maternité, et dans les réflexions qui suivent l'observation, il dit que la péritonite ne doit pas être attribuée au thrombus, mais à l'épidémie qui régnait à cette époque dans la maison d'accouchements.

Il croit, du reste, que la péritonite est rare à la suite de ces tumeurs. Meissner la croyait fréquente, c'est aussi là mon opinion.

---

(1) *Loc. cit.*, p. 83.

Elle est basée sur les faits que j'ai observés et sur ceux qui sont parvenus à ma connaissance ; je dois dire que mes observations ont été recueillies, comme celle de Deneux, à la Maternité où, comme au temps de Deneux, la péritonite régnait épidémiquement.

Mais je persiste à croire qu'en présence des lésions produites dans certains cas de thrombus où le sang a des rapports intimes avec le péritoine, il est difficile de ne pas admettre une action du liquide épanché sur la séreuse, surtout alors que le thrombus est ouvert et communique avec l'extérieur. Du reste j'ai trouvé des faits de péritonite chez des femmes atteintes de thrombus et qui n'étaient soumises à aucune influence épidémique.

Dans d'autres cas, on peut observer la marche et les symptômes de l'infection purulente, pâleur, amaigrissement, diarrhée, frissons répétés, sueurs visqueuses, dents et lèvres fuligineuses, etc.; et la mort après une période plus ou moins longue.

MARCHE.

Les tumeurs sanguines intra-pelviennes peuvent se produire *pendant la grossesse :* dans ces cas elles sont bornées le plus souvent à la cavité abdominale, se développent brusquement et par l'abondance et la rapidité de l'hémorrhagie deviennent promptement mortelles ; ces faits sont très-rares.

Rarement aussi, elles se font pendant le travail et avant l'expulsion du fœtus ; ordinairement alors peu volumineuses au moment même de leur formation, elles acquièrent un prompt accroissement après la sortie de l'enfant.

Le plus souvent de beaucoup, on ne les voit apparaître qu'après la délivrance, tantôt au moment même de cette dernière, tantôt quelques minutes après, quelquefois plusieurs heures et même plusieurs jours après l'accouchement.

Je dois ajouter que, dans bon nombre de cas, il est difficile de préciser le moment de leur production, parce que la malade n'a pas été examinée dans les premiers instants qui ont suivi la délivrance; et la tumeur existait probablement depuis longtemps quand on l'a découverte.

Elles peuvent rester peu volumineuses ou prendre au contraire un grand accroissement. Ce dernier ne se fait pas toujours de la même manière; tantôt ces tumeurs arrivent en quelques minutes à un volume qu'elles ne dépassent plus, tantôt elles s'accroissent lentement, mais d'une manière à peu près continue; d'autres fois, elles augmentent comme par saccades.

Enfin on trouve des observations, rares il est vrai, où la tumeur semblait subir des alternatives d'augmentation et de diminution dans son volume.

Elles débutent primitivement soit dans le tissu cellulaire sous-péritonéal de l'abdomen, y restent bornées, ou s'étendent vers le bassin; soit dans l'excavation pelvienne; elles peuvent ne pas dépasser cette région ou bien, au contraire, remonter vers la partie supérieure dans la cavité abdominale, ou envahir par en bas la région vulvaire. Je crois enfin que, dans certains cas, elles peuvent se montrer en même temps à la vulve et dans le bassin.

TERMINAISONS, DURÉE.

La durée des thrombus est intimement liée à leurs terminaisons, et j'ai cru devoir réunir dans un même chapitre ces deux points de leur histoire.

Ces tumeurs peuvent se terminer de quatre manières principales : 1° par *résolution*, 2° par *suppuration*, 3° par *rupture*, c'est-à-dire par ouverture de la tumeur, soit spontanée, soit produite par le doigt dans l'exploration des parties, ou par l'instrument tranchant dans un but thérapeutique ; 4° enfin par *gangrène*.

La terminaison par résolution est la plus rare de toutes : sur les 43 observations que j'ai réunies, elle n'a eu lieu que 4 fois.

Deneux (1) dit « qu'elle n'a guère lieu que lorsque le sang est déposé dans les mailles du tissu cellulaire, n'est pas réuni en foyer ; on le voit alors se coaguler ; sa partie séreuse s'étend au loin dans les aréoles, les vacuoles du tissu lamineux, où elle est d'abord absorbée : vient ensuite le tour de la partie solide qui est également éliminée par les vaisseaux absorbants. »

Les passages suivants, empruntés à des observations de tumeurs terminées par résolution, montreront suffisamment, il me semble, que cette terminaison peut avoir lieu, même quand l'épanchement est considérable et le sang réuni en foyer.

Dans une observation de Baudelocque (2), il est dit : « Le foyer était considérable; le sang extravasé et épanché distendait non-seulement les grandes lèvres, le périnée, mais encore il avait pénétré dans les mailles du tissu lamineux qui environne le vagin, au point d'effacer la cavité de ce canal.

Martin le jeune (3), dans un des faits qu'il rapporte, introduisit le doigt dans le vagin qu'il trouva entièrement bouché, à peu de distance de la vulve, par une énorme tumeur qui occupait la paroi droite de ce conduit. L'introduction du doigt dans le rectum lui fit découvrir la même tumeur affaissant et bouchant également ce conduit, ce qui lui prouva qu'elle était considérable et lui rendit raison de la suppression des lochies et de la rétention d'urine et des matières fécales.

Dans le fait de Deneux (4), le volume de la tumeur était celui d'un œuf de poule; c'était aussi la grosseur que présentait le thrombus

---

(1) *Loc. cit.*, p. 87.

(2) *Pratique des accouchem.*, t. II, p. 199.

(3) *Loc. cit.*, p. 348.

(4) *Loc. cit.*, p. 137.

dans une observation que nous rapportons ci-après comme un exemple de terminaison par résolution.

La diminution, puis la disparition complète de la douleur, l'affaissement de la tumeur qui rend libre le calibre du vagin, l'écoulement facile des lochies et de l'urine, annoncent cette issue heureuse de la maladie. La tumeur, en même temps qu'elle diminue, devient de plus en plus dure, et la paroi vaginale peut, pendant assez longtemps, rester épaisse et indurée.

La résolution eut lieu en dix-huit jours dans le fait de Martin le jeune, en cinq semaines dans celui de Deneux; dans les autres, en quelques jours seulement. Dans le fait suivant, la tumeur avait le volume d'un œuf de poule et la résolution en fut rapide.

OBSERVATION IV. — Tumeur sanguine intra-pelvienne du côté gauche, peu volumineuse; résolution. (Due à M. le Dr Bouchaud.)

La nommée X....., accouchée depuis quelques heures, éprouve des défaillances; elle pâlit, son pouls est petit et dépressible, elle accuse en outre des douleurs assez vives aux parties génitales; ce dernier symptôme amène à pratiquer le toucher, et l'on trouve sur la paroi latérale gauche du vagin une tumeur du volume d'un gros œuf, sans pulsation, non fluctuante, bien circonscrite dans tous les sens; la tumeur n'augmentant pas de volume, on se contente d'y appliquer quelques compresses d'eau froide; des toniques sont administrés à la malade.

Les jours suivants, la tumeur diminue de volume en même temps qu'elle augmente de consistance. Les douleurs ont complétement disparu et l'état général de la malade est des plus satisfaisants.

Six ou sept jours après son début, la tumeur était réduite à un tout petit noyau très-ferme.

2° La terminaison par suppuration s'annonce par de la fièvre, des frissons; les douleurs deviennent aiguës et lancinantes; dans certains cas, cette terminaison a paru précédée d'un commencement de résolution, comme dans une observation due à Baudelocque (1). Dans ces cas, on trouve dans le foyer du pus, un liquide

(1) *Journal général de médecine*, t. I, p. 466.

sanieux, des caillots plus ou moins fétides et du tissu cellulaire sphacélé.

Le contenu de la tumeur peut également devenir purulent après son ouverture spontanée ou artificielle et après la gangrène de ses parois.

La guérison, quand elle a lieu, se fait attendre jusqu'au dix-huitième, vingt-cinquième et trentième jour. La mort en est souvent la suite, qu'elle soit due à la péritonite, à l'infection purulente ou à l'épuisement. Elle arrive à une époque très-variable, entre le dixième et le cinquante et unième jour par exemple.

3° La rupture est une terminaison fréquente de ces tumeurs. 17 fois elle s'est faite spontanément : dans quelques-uns de ces cas, elle était trop petite et fut agrandie avec le bistouri. 15 fois la rupture a été produite artificiellement. Dans ces deux circonstances, elle peut être suivie d'une hémorrhagie rapidement mortelle, comme dans un fait de Berdot (1) où le sang ne cessa de couler jusqu'à la mort. Une malade, observée par Chaussier (2), succomba plus tard, mais aux suites également d'un affaiblissement produit par l'abondance de la perte sanguine; en somme, dans les thrombus intra-pelviens, la rupture, quelle que soit sa cause, n'est pas souvent suivie d'hémorrhagie mortelle. C'est au sang soustrait à la circulation qu'il faut attribuer la mort dans les cas que nous avons mentionnés, où un vaste foyer s'est fait dans l'abdomen sous le péritoine, avec ou sans thrombus apparent à l'extérieur ou dans le vagin.

Le foyer une fois ouvert peut se vider complétement, et la guérison être radicale dès le cinquième ou sixième jour, comme on en trouve des exemples. Quelquefois il donne lieu à un écoulement sanguin peu abondant, mais qui souvent répété finit par affaiblir la malade. La suppuration peut s'en emparer; des matières très-

---

(1) *Abrégé de l'art d'accoucher*, t. II, p. 521.

(2) *Loc. cit.*, p.

fétides sortent par la plaie. Disons enfin que l'ouverture artificielle ou spontanée n'empêche pas toujours la gangrène.

4° Le quatrième mode de terminaison est la gangrène des parois du foyer. « Cet accident, dit M. Blot (1), peut reconnaître deux causes différentes : ou bien l'attrition produite par les agents vulnérants, les tiraillements et la compression exercés par les parties fœtales, la contusion, les manœuvres intempestives de réduction ; ou bien l'obstacle complet à la circulation artérielle dans une portion des téguments distendus. » Presque toujours ces tumeurs apparaissent après la délivrance, et je crois que la distension des téguments est à peu près la seule cause de leur mortification qui se produit, du reste, plus ou moins vite suivant leur volume. La gangrène est quelquefois très-étendue, comme dans le fait déjà cité de Fichet de Fléchy (2), où toute la cloison recto-vaginale était détruite.

On n'a pas vu de fistule vésico-vaginale à la suite de cette affection, ce qui est dû à la rareté de l'épanchement à la partie antérieure du vagin.

Dans quelques cas, l'eschare était très-limitée, et l'ouverture qu'elle laissait dut être agrandie avec le bistouri. Une fois la tumeur ouverte, elle peut du reste se comporter comme je l'ai dit à propos de la rupture. Je ne fais que mentionner la terminaison par formation de tumeurs enkystées, qui, déjà problématique pour les thrombus de la vulve, ne s'appuie, que je sache, sur aucun fait pathologique pour les tumeurs sanguines de l'excavation pelvienne.

---

(1) *Loc. cit.*, p. 63.
(2) *Loc. cit.*, p. 375.

DIAGNOSTIC.

Il est en général facile, et comme le dit Deneux : « Les erreurs commises l'ont été à une époque où ces tumeurs n'étaient pas connues et par des personnes qui n'avaient rien lu sur ce sujet, et qui n'avaient jamais observé rien de semblable, qui n'en avaient jamais entendu parler. »

Je distinguerai deux points principaux dans le diagnostic : 1° reconnaître la tumeur; 2° la distinguer d'un certain nombre d'autres affections.

Dans les cas rares où l'épanchement s'est fait dans la cavité abdominale, et n'est point accessible par le toucher vaginal ou rectal, on n'a pour se guider que des signes rationnels, tels que douleurs, syncopes, pâleur, petitesse et irrégularité du pouls, etc.; signes qui sont ceux d'une hémorrhagie interne quelconque et sans caractères spéciaux pour le thrombus. Aussi est-il ici à peu près impossible d'établir avec certitude le diagnostic; et l'autopsie seule vient alors révéler la véritable cause des accidents observés.

Les tumeurs sanguines, alors même qu'elles font saillie dans l'excavation pelvienne, peuvent encore passer inaperçues pendant un certain temps. Plusieurs auteurs prétendent même que souvent elles ont guéri sans avoir été découvertes, cela arrive quand elles ne donnent point lieu à ces symptômes particuliers que nous avons décrits et qui mettent immédiatement sur la voie du diagnostic.

Dans ces cas, c'est à l'occasion d'un accident quelconque, hémorrhagie, difficulté dans la délivrance, etc., qu'on est conduit à pratiquer le toucher qui seul peut faire reconnaître avec certitude la tumeur. Je rappellerai seulement ici la production d'ecchymoses extérieures tardives qui doit également mettre l'observateur en garde contre l'existence d'un thrombus, en l'absence même de tout autre signe. Ce fut l'apparition d'une ecchymose qui dans le fait suivant fit découvrir un thrombus existant peut-être depuis plusieurs jours.

OBSERVATION V. — Thrombus vaginal du côté droit, constaté seulement le lendemain de l'accouchement. Ponction de la tumeur. (Observation recueillie par M. Gueniot, chef de clinique à la Faculté.)

La nommée B....., fille primipare, âgée de 20 ans, née en Auvergne, habite Paris seulement depuis dix-huit mois; elle est d'une bonne santé habituelle et n'accuse comme antécédents que quelques malaises, elle est chlorotique. La menstruation débuta chez elle à l'âge de 17 ans sans causer de trouble; cette fonction est régulière; l'écoulement sanguin est assez abondant et dure quatre jours. Sa grossesse s'est bien passée à part des nausées et des vomissements pendant les deux premiers mois.

Cette fille entra à la Maternité le 16 octobre 1861, à trois heures du soir; elle accoucha le 18 octobre à six heures du matin. L'enfant présentait le sommet en position occipo-iliaque gauche antérieure; la dilatation dura neuf heures, et la période d'expulsion une heure. Aucune manœuvre obstétricale ne fut nécessaire; l'enfant, du sexe féminin, vivant et à terme, pesait 2 kilogr. 800 gram.; sa longueur totale était de 46 centimètres, les diamètres de la tête étaient les suivants :

Diamètre occipito-mentonnier	0^m,12 centim.
Diamètre occipito-frontal	0^m,11 centim.
Diamètre bipariétal	0^m,8 centim.
Diamètre sous occipito-bregmatique	0^m,8 centim.

Une demi-heure après l'accouchement, la délivrance se fit naturellement et sans effort. A ce moment l'utérus se rétracta assez bien, mais, une heure et demie plus tard, il se ramollit; puis survinrent des douleurs dans les reins, le ventre et les organes génitaux. L'aide sage-femme retira du vagin quelques caillots qui s'y étaient accumulés; à cette exploration elle ne constata aucune tumeur dans le conduit. La pâleur de la malade à ce moment avait augmenté, ce qui pouvait s'expliquer par la perte légère qu'elle venait de subir; 1 gramme de seigle ergoté suffit pour faire rétracter l'utérus et l'écoulement sanguin ne reparut pas.

Dans le courant de la journée, les douleurs continuent surtout dans la région lombaire; le soir, la pâleur est extrême, toutes les muqueuses sont décolorées comme chez les sujets qui ont subi des pertes abondantes; le pouls, à 104 pulsations, est faible, l'abdomen est dans toute son étendue extrêmement douloureux au moindre contact. Dans toute la moitié droite sous-ombilicale, cette douleur est très-superficielle et paraît avoir son siége dans la paroi elle-même. La matrice, quoique dure, remonte néanmoins jusqu'à l'ombilic; il n'y a pas de vomissements, pas de syncope ni de sentiment de défaillance; il existe un bruit de souffle vasculaire très-prononcé.

Comme traitement, un vésicatoire sur le côté droit de l'abdomen, limonade sucrée.

Le matin, 19 octobre, légère amélioration; le pouls est à 92 pulsations, le visage est congestionné, la douleur abdominale a beaucoup diminué. Le soir, on remarque un gonflement très-considérable de toute la vulve fermée par le contact des grandes lèvres; la droite surtout est énorme. Leur volume était dû à de l'infiltration séreuse, comme le prouvèrent quelques mouchetures qui furent faites immédiatement et donnèrent issue à de la sérosité. La fourchette, sans déchirure, était aussi très-infiltrée et formait un bourrelet transversal plus gros que le doigt. L'existence d'une ecchymose brune dans toute l'étendue du périnée attira également l'attention, et le toucher pratiqué de nouveau fit reconnaître l'existence d'une tumeur occupant tout le côté droit et postérieur du vagin, depuis la vulve jusqu'au détroit supérieur, et probablement au delà, la limite supérieure ne pouvant être atteinte. Le col de l'utérus est également inaccessible. La tumeur offre une certaine résistance élastique, sans fluctuation. Quelques caillots non fétides sont extraits du vagin. La douleur abdominale a disparu de même que la douleur profonde périnéale, la malade n'accuse de souffrance qu'à la région lombaire. Elle urine facilement, mais il n'y a pas eu de garde-robe depuis l'accouchement. Comme traitement, un julep avec perchlorure de fer, 12 gouttes; application sur la vulve de compresses imbibées d'eau froide.

Le 20, pâleur extrême, décoloration des muqueuses, pouls à 112 pulsations, petit mais sans mollesse; peau chaude et sèche; bruit de souffle intense dans les carotides, léger au premier bruit du cœur; persistance de l'ecchymose périnéale qui s'est étendue à une partie de la fesse droite. Les grandes lèvres ont à peu près recouvré leur volume normal; les lochies sont fétides et moins abondantes que de coutume; il existe une eschare superficielle peu étendue à droite et à gauche, à l'entrée du vagin : la langue est recouverte d'un léger enduit; jusqu'à ce moment-ci pas de sécrétion laiteuse, pas de fluxion des seins; pas de garde-robe.

Comme traitement, julep avec perchlorure de fer, 10 gouttes; 10 gr. d'huile de ricin, deux bouillons et un potage

Le 21, le pouls, à 116 pulsations, a repris un peu de force : persistance de la décoloration générale et de l'enduit blanchâtre de la langue. La fourchette encore un peu infiltrée est envahie par l'ecchymose, ainsi que le quart inférieur de la grande lèvre droite. La miction est facile, le purgatif a provoqué une garde-robe pendant la nuit. La respiration est calme, pas de toux, pas de trouble des sens, léger appétit, soif ordinaire; le ventre, souple et peu développé, n'est pas douloureux. Le toucher vaginal, moins sensible que la veille, fait constater une diminution notable dans le volume de la tumeur.

Même traitement, même régime.

Le 22, physionomie meilleure, pâleur moins prononcée; la sécrétion laiteuse qui a commencé dans la nuit du 20 au 21 est aujourd'hui bien établie; les seins sont gonflés et sensibles. Les lochies sont fétides et d'une teinte roussâtre, l'infiltration des grandes lèvres et de la fourchette a complétement disparu; l'ecchymose ne s'est pas étendue, mais elle a pris une teinte bleue plus prononcée. Au toucher, la tumeur semble encore avoir diminué, elle n'est pas sensible. Le col de l'utérus, maintenant accessible, se trouve dirigé vers le côté gauche de l'abdomen; l'urine, dont l'évacuation est toujours facile, est un peu blanchâtre, sans albumine; pas d'œdème aux membres inférieurs.

Traitement. Limonade sucrée; bordeaux, 50 gr.; julep, perchlorure de fer, 5 gouttes, deux bouillons, deux potages et une soupe.

Sur le conseil de M. Danyau, on ponctionna la tumeur avec le trocart Voillemier: il ne sortit pas de liquide; mais la canule retirée, il s'en écoula plusieurs gouttes d'un sang extrêmement noir, visqueux, sirupeux.

Le soir, le vagin est chaud, la tumeur plus molle, les lochies de plus en plus fétides; absence de garde-robe. De l'huile de ricin est de nouveau administrée à la malade.

Le 23, le pouls est à 124 pulsations; le purgatif a été vomi.

Le toucher fait reconnaître une augmentation sensible dans le volume de la tumeur; celle-ci, ferme dans sa moitié supérieure, offre au contraire, à sa partie inférieure, une certaine mollesse qui fait supposer une rupture spontanée prochaine. La pâleur est plus grande, la respiration accélérée; la malade a eu, avant de vomir, une douleur frontale vive et quelques vertiges.

Même traitement, plus 15 gr. d'huile de ricin, même régime.

Le 24, pouls assez résistant, à 108 pulsations; la peau est sèche et plus chaude; au cœur, souffle très-intense couvrant tout le premier bruit, souffle carotidien comme antérieurement; pâleur excessive de la peau et des muqueuses; une pellicule blanchâtre recouvre les gencives; il existe encore quelques vertiges. L'ecchymose s'est étendue à toute la moitié postérieure des grandes lèvres.

Au toucher la tumeur paraît notablement plus volumineuse; elle est rénitente dans toute son étendue.

Au toucher, par le rectum, on constate que la tumeur proémine fortement du côté droit de cette cavité; sa limite supérieure n'est pas accessible, le doigt peut néanmoins dépasser le corps de la tumeur. Celle-ci, d'une consistance uniforme, non douloureuse, est sphéroïde : son diamètre transversal est celui d'un œuf de poule; on n'y sent plus la mollesse de la veille, la pression n'y réveille aucune sensibilité; les lochies purulentes s'accumulent au-dessus du thrombus, et s'écoulent au moment de l'exploration : elles sont très-fétides. Miction toujours facile; pas de garde-robe.

Traitement. — Eau rougie sucrée, bordeaux ; injection de camomille chlorurée dans le vagin.

Le 25, le pouls, à 130 pulsations, est devenu très-mou, vertige au moindre mouvement, développement encore plus considérable et indolent de la tumeur, lochies purulentes et fétides.

Même traitement, même régime.

Le 26, le pouls est descendu à 108 pulsations; à l'extrémité inférieure de la tumeur, on constate à la vue, après l'écartement des grandes lèvres, un point noir large comme la pulpe du doigt, d'une mollesse extrême, et annonçant une rupture imminente. La tumeur est de plus en plus volumineuse et s'étend d'arrière en avant presque jusqu'à l'arcade pubienne, sous laquelle le doigt passe maintenant avec difficulté. La malade sort de l'hôpital en cet état, malgré toutes les représentations qui lui sont faites.

L'exploration par le vagin et par le rectum suffira pour donner des notions précises sur le siége, les caractères et l'étendue de ces tumeurs; cependant il est quelquefois impossible d'atteindre avec le doigt leur limite supérieure, on pourra néanmoins dans ces cas apprécier jusqu'à un certain point le degré de leur développement; en effet, si le corps de l'utérus a subi des déplacements considérables, si les symptômes généraux indiquent une hémorrhagie abondante, si un bruit de souffle se produit au premier temps à la région précordiale et se prolonge dans les vaisseaux du cou, on devra être très-porté à admettre que la tumeur remonte très-haut et que l'épanchement s'étend plus ou moins loin dans le tissu cellulaire sous-péritonéal.

Il est peut-être plus difficile de reconnaître le thrombus qui se forme pendant le travail de l'accouchement, parce que les douleurs qui appartiennent au premier peuvent être confondues avec celles du second.

Et cependant le diagnostic en est alors très-important; c'est par un examen attentif de la femme, de la marche du travail et le toucher vaginal qu'on arrivera à le reconnaître.

Il me reste à parler du diagnostic différentiel. Lorsque le thrombus survient pendant le travail, Legouais pense qu'on peut le confondre avec quelque partie du fœtus; dans les faits recueillis jusqu'à ce jour, je n'ai trouvé aucun exemple de ce genre d'erreur.

Dewees prétend qu'on a pris les tumeurs sanguines du vagin pour la poche des eaux; il me semble qu'avec la moindre attention on évitera une pareille méprise; aussi n'y insisterai-je pas davantage.

Après la délivrance, elles ont été prises pour l'utérus renversé. Coutouly (1), mandé dans un cas semblable, reconnut immédiatement qu'il n'y avait pas de renversement de l'utérus, mais il hésita quelque temps sur la nature de la tumeur qu'il touchait. Ceci prouve au moins que dans certains cas, le diagnostic peut présenter des difficultés.

Cette erreur sera du reste facile à éviter; en introduisant le doigt profondément, on trouvera l'orifice de l'utérus parfaitement libre; de plus, en appliquant la main sur l'hypogastre, on découvrira aisément le fond de l'utérus avec sa forme et sa position normales.

---

(1) *Mémoires*, etc., p. 140.

Les hernies vaginales formées soit par l'intestin ou l'épiploon, soit par la vessie, diffèrent des thrombus de la même région par des caractères assez tranchés pour que la confusion ne soit pas possible. Elles forment en effet des tumeurs molles, non fluctuantes, facilement réductibles; les thrombus au contraire sont le plus souvent durs, rénitents et jamais réductibles.

La cystocèle est aussi réductible et le cathétérisme la fera reconnaître avec certitude.

Peu (1) rapporte un fait qu'on aurait pu prendre, dit-il, pour une chute de l'intestin et de la matrice; cette erreur jugée possible par Peu ne fut pas commise.

Je ne fais que signaler pour mémoire les inflammations diverses qui peuvent amener un gonflement dans le vagin, et les abcès qui peuvent y venir faire saillie; leur début, leur marche, suffiront pour les distinguer des thrombus. Il en est de même des paquets variqueux et de leur inflammation.

Denman, Burns et Montgomery, ont signalé des tumeurs sanguines qu'ils ont appelées thrombus utérins. Leur siége est dans les lèvres mêmes du col de la matrice; elles n'ont donc aucun rapport avec celles qui m'occupent, et le toucher suffira pour les distinguer.

Est-il enfin nécessaire d'établir le diagnostic avec les différentes tumeurs qu'on peut trouver dans le bassin et ayant pris naissance dans les divers organes qu'il contient, telles que tumeurs fibreuses, ostéite, exostose, kystes de l'ovaire, calculs vésicaux, etc.? Elles diffèrent tellement, par toute leur histoire pathologique, de celles que j'étudie, qu'une pareille erreur me paraît difficile, sinon impossible.

On devra en outre s'attacher à reconnaître immédiatement les complications qui pourraient survenir. L'hémorrhagie annoncera

---

(1) *Pratique des accouchem.*, p. 530.

quelquefois la rupture de la tumeur. On devra examiner de temps en temps cette dernière ; les changements de coloration de la muqueuse vaginale feront prévoir sa mortification. Surveiller l'évacuation des urines et des matières fécales, l'écoulemeut des lochies, le volume de l'utérus qui peut se laisser distendre par du sang ; surveiller en particulier le péritoine qui peut aussi s'enflammer.

PRONOSTIC.

Le thrombus intra-pelvien est une des affections les plus graves que nous connaissions; 17 femmes sur 43 ont succombé; une dix-huitième est sortie de l'hôpital dans un état qui ne laissait guère d'espoir; nous savons de plus qu'assez fréquemment la mort du fœtus en est la conséquence.

Dans les cas où il est survenu pendant la grossesse, il a toujours été rapidement mortel et a provoqué l'avortement; dans un de ces cas Casaubon pratiqua l'opération césarienne et put extraire un enfant vivant, qui mourut du reste au bout d'une demi-heure.

Quand le thrombus survient pendant le travail, avant la sortie de l'enfant, il apporte un obstacle insurmontable à la terminaison de l'accouchement. Son incision est le plus souvent nécessaire; et dans ces circonstances, l'enfant est toujours venu mort.

Après la délivrance comme avant, il peut y avoir mort par hémorrhagie, mais ce n'est pas là l'accident le plus à craindre dans l'espèce de thrombus qui nous occupe; et si Deneux a pu dire que « c'est l'hémorrhagie extérieure qui a fait succomber les femmes dans la plupart des cas, » c'est qu'il avait présents à l'esprit les faits de thrombus de la vulve où cette complication est en effet beaucoup plus fréquente que dans les autres. Mais quand la malade échappe à l'hémorrhagie, elle peut encore succomber à l'abondance de la suppuration, à l'infection purulente, à l'inflammation des organes voisins, et surtout à la péritonite qui, contrairement à l'opinion de Deneux, et suivant celle de Meissner que j'adopte complétement, est loin d'être rare à la suite de ces tumeurs. Ajoutons à cela la rétention des urines, des matières fécales, les difficultés quelquefois considérables du cathétérisme, la rétention des lochies, la distension de l'utérus et les hémorrhagies internes qui, dans certains cas, ont failli devenir mortelles.

Plus tard, quand la tumeur est frappée de gangrène ou qu'elle est ouverte par le chirurgien, elle donne lieu à un écoulement d'une fétidité repoussante pour la malade et ceux qui l'entourent; elle exige des pansements très-pénibles. Elle détermine des douleurs souvent très-vives et même des convulsions et des syncopes. Ces épanchements sanguins sont d'autant plus graves qu'ils sont plus étendus, et ceux qui remontent jusque dans la cavité abdominale doivent être presque nécessairement mortels.

Suivant Siebenhaar, l'épanchement qui occuperait les parties latérales du vagin serait moins grave, parce qu'il serait plus facile d'empêcher l'entrée des lochies dans le foyer; on pourrait ajouter que quand le thrombus est situé à la partie postérieure de l'excavation, il expose davantage aux fistules recto-vaginales. Il est vrai de dire que, si dans un cas, il y a eu destruction de la cloison recto-vaginale, ce délabrement a été suivi d'une réparation complète et qui n'a pas laissé de traces.

TRAITEMENT.

Cette partie de l'histoire des tumeurs sanguines a été traitée avec grand soin par plusieurs auteurs, notamment par Deneux, M. Blot et Cazeaux.

M. Laborie institue un traitement basé sur le siége anatomique de la lésion, qui ne peut par conséquent nous être d'aucune utilité.

Le traitement doit être divisé en : 1° *préventif*, et 2° *curatif*.

1° *Traitement préventif.*

C'est avec étonnement que j'ai vu Cazeaux passer sous silence cette partie du traitement, et M. Laborie le traiter de complètement illusoire, tandis que Deneux et M. Blot lui accordent au contraire un développement considérable. Le traitement préventif s'appuie sur des faits dans lesquels les moyens employés étaient rationnels et parfaitement indiqués; leur usage a été dans quelques cas suivi de succès, et on est alors en droit d'attribuer aux précautions prises une part dans le résultat obtenu. Ces cas sont, il est vrai, de beaucoup les plus rares, et je dois avouer que le plus souvent on sera impuissant à prévenir les lésions, car elles se produisent souvent sans que rien ait pu les faire prévoir ni mettre sur la voie des précautions à prendre. Examinons donc les moyens de satisfaire aux indications qui peuvent se présenter.

Faudrait-il, chez les femmes qui paraissent prédisposées aux varices, s'attacher à empêcher autant que possible leur production ou leur accroissement? C'est là une bonne précaution à tous les points de vue, mais il est bien difficile, sinon impossible, d'y parvenir; et d'ailleurs, ne voit-on pas des femmes avoir des varices même volumineuses sans thrombus, et ne voit-on pas au contraire ces derniers se produire chez des sujets qui n'avaient aucune trace de dilatation vasculaire; je l'ai déjà dit, le rôle des varices ne me paraît pas mériter, dans la formation des tumeurs sanguines, toute l'importance qu'on lui accorde généralement.

Néanmoins on a conseillé, dans ce but, d'éviter la position verticale ou assise trop longtemps prolongée, la constipation, les vêtements trop serrés; M. Blot (1) conseille même de soutenir le

(1) *Loc. cit.*

globe utérin avec une ceinture. Peu (1), dans le même but, conseille la saignée ; voici ce qu'il dit à ce sujet : « Comme les femmes d'un tempérament sanguin et dans qui la colère domine, sont plus sujettes aux varices que les autres, il faudra dans leurs grossesses ne les point épargner, c'est-à-dire leur faire de fréquentes saignées et y joindre quelques légères purgations pour éviter une trop grande plénitude. » On a conseillé encore la saignée pour empêcher l'augmentation des varices déjà formées; Deneux pense que par ce moyen on pourrait arriver à éviter leur rupture.

Des faits que j'ai analysés il résulte que dans les cas où le tempérament est indiqué, il est aussi fréquemment sanguin que lymphatique : les femmes étaient aussi souvent anémiques que pléthoriques; aussi je suis très-porté à n'accorder qu'une importance très-secondaire, comme moyen préventif des thrombus, à la saignée qui ne doit être employée pendant la grossesse qu'avec une extrême prudence.

J'accorde une importance plus grande au soutien et à la compression méthodique des varices; outre que c'est là un moyen très-rationnel et sans danger, il a pour lui des faits d'une certaine valeur.

Peu (2) rapporte que dans un cas où il avait conseillé de prendre cette précaution, on ne tint pas compte de son avis; les varices qui existaient se rompirent et amenèrent la mort; par contre M. Chailly (3) rapporte un fait dans lequel il existait des varices volumineuses des grandes lèvres et du vagin, et leur compression bien faite permit à l'accouchement de se faire sans hémorrhagie ni thrombus.

On devra également s'attacher à empêcher les efforts trop con-

(1) *Traité des accouchem.*, p. 612.

(2) *Loc. cit.*, p. 610.

(3) *Traité prat. de l'art des accouchem.*, p. 482, 2e édit.

sidérables, ralentir autant que possible la période d'expulsion, empêcher les mouvements désordonnés, les cris, etc.

Dans les cas de varices très-volumineuses, Deneux a donné le conseil de les inciser avec la lancette; on trouve en effet un cas rapporté par d'Outrepont (1), où des varices s'étant rompues, on retira par le forceps un enfant vivant, sans formation de thrombus.

Voici ce que dit Deneux au sujet de ce moyen : « On déterminerait à la vérité un écoulement de sang qui peut-être n'aurait pas eu lieu; mais cet écoulement serait de peu d'importance, et il serait toujours facile de s'en rendre maître. Il en résulterait un dégorgement des veines, une détumescence des parties qui rendraient leur déchirure bien moins à craindre au moment du passage de l'enfant. Je sais bien que cette déchirure produirait le même effet; mais elle peut n'intéresser que les vaisseaux, d'où résultera un thrombus; ou bien elle peut en même temps comprendre largement la membrane muqueuse; car il est impossible de savoir d'avance où elle s'arrêtera. On sera exposé alors à une hémorrhagie d'autant plus difficile à suspendre qu'il y aura un plus grand nombre de vaisseaux lésés. Il me paraît donc très-important de prévenir cette déchirure. »

Dans tous les cas ce moyen ne doit être appliqué que quand la dilatation est complète et l'extraction artificielle immédiate du fœtus possible; car on ne sait jamais quelle quantité de sang on aura, et elle pourrait être assez considérable pour occasionner la mort du fœtus comme cela arrive dans les cas de thrombus qui se rompent avant l'extraction de l'enfant.

Je crois devoir placer ici quelques considérations qui ont trait non pas à la formation du thrombus mais bien à son développement, et comme telles doivent être rapprochées du traitement pré-

---

(1) *Mémoires et matériaux concernant l'art des accouchem.*, t. I, p. 202.

ventif; elles m'ont été suggérées par un fait que j'ai été à même d'observer (voir l'obs. 1).

Dans ce cas il fut possible d'assister à la formation de la tumeur, on la vit d'abord peu volumineuse puis quelques minutes après considérable, et l'autopsie révéla une infiltration sanguine remontant jusqu'au voisinage du diaphragme. Dans un cas pareil que faudrait-il faire? Si je n'ose conseiller l'incision de la tumeur à ce moment même, au moins me semble-t-il rationnel de pratiquer la compression sur le côté correspondant du vagin et le plus haut possible; on pourrait y joindre avec avantage la compression de l'aorte et de tout l'abdomen; et peut-être par ce moyen arriverait-on à limiter l'épanchement et à éviter les terribles résultats de l'extension de l'hémorrhagie dans le tissu cellulaire sous-péritonéal.

Traitement curatif.

On trouve, dans les auteurs, des dissidences très-marquées sur le traitement à apporter aux tumeurs sanguines intra-pelviennes. Hunter et Casaubon veulent que, dans tous les cas, la résolution soit essayée d'abord; ils ne se décident à pratiquer l'ouverture qu'à la dernière extrémité. D'autres préconisent l'ouverture immédiate, ce sont les plus nombreux; de ces derniers, les uns veulent vider le foyer de son contenu immédiatement, les autres en laissent l'expulsion à la nature.

Deneux distingue : 1° les cas où la résolution doit être tentée d'abord ; si elle ne réussit pas, on pratique plus tard l'incision ; 2° les cas où l'incision doit être faite immédiatement.

Cazeaux et M. Blot distinguent : 1° les cas où il faut inciser tout de suite, 2° inciser plus tard, 3° ne pas inciser du tout.

Le traitement de ces tumeurs doit varier suivant le moment où elles se produisent, suivant le volume et les caractères qu'elles présentent.

Pendant la grossesse, nous voyons cet accident suivi de la mort si rapidement que toute intervention dans ces circonstances paraît inutile et même impossible.

Si la tumeur se produit pendant le travail, une seule indication se présente, c'est de supprimer l'obstacle qu'elle apporterait au passage de l'enfant; il faut donc l'inciser immédiatement et évacuer le foyer. L'épanchement sanguin ne fût-il même pas assez volumineux pour empêcher l'expulsion du fœtus, l'incision immédiate devrait encore être faite, car une pression considérable comme celle qu'exercerait la tête sur la paroi vaginale amincie en provoquerait presque certainement la rupture ou bien la gangrène, et avec elle des désordres énormes. Mais à quelle période du travail doit-on faire l'ouverture? M. Cazeaux (1) dit à ce propos : « Si l'on opère longtemps avant l'engagement de la tête dans l'excavation, il faut, après avoir vidé le foyer, prendre la précaution de tamponner, afin de prévenir l'hémorrhagie. »

Je crois cette pratique mauvaise, car l'application du tampon, dans ces circonstances, aurait de nombreux inconvénients, comme d'empêcher de suivre le travail, de s'opposer à l'expulsion, de gêner la femme, et ce moyen ne suffirait peut-être pas pour arrêter l'hémorrhagie; et, dans cette dernière hypothèse, on aurait à craindre la mort du fœtus.

On ne doit, pendant le travail, ouvrir les thrombus que lorsque l'engagement de la tête s'opère, et seulement au moment où la tumeur va commencer à mettre obstacle à la progression du fœtus; car alors la compression exercée par ce dernier pourra s'opposer à l'hémorrhagie, et, de plus, il sera alors possible d'activer l'expulsion de l'enfant, dont la vie serait, comme nous l'avons déjà dit, fortement compromise par la moindre temporisation.

Après l'accouchement, on emploiera, pour la tumeur, le même

(1) Ouvrage cité, p. 618.

traitement que pour celles qui se produisent seulement après la délivrance.

Pour ces dernières, il n'y a que deux marches à suivre : 1° tenter la résolution, 2° pratiquer l'incision immédiate.

Nous verrons ce qu'il faut penser des incisions tardives, point qui a été surtout bien discuté par Deneux.

1° La résolution des thrombus est possible ; les faits que j'ai cités à propos de leurs terminaisons ne laissent aucun doute sur ce point. On devra l'espérer quand la tumeur sera peu volumineuse, ne dépassera pas le volume d'un œuf de poule, par exemple, qu'elle sera dure, qu'il n'y aura pas de fluctuation, ou qu'elle sera très-obscure, qu'elle n'augmentera pas de volume, que ses parois, peu tendues, auront une coloration normale, signes indiquant que l'hémorrhagie est arrêtée et que le sang coagulé l'empêchera de se reproduire.

Les douleurs dans ces tumeurs peu volumineuses sont rarement violentes ; cependant, si elles étaient intolérables, elles pourraient, malgré l'existence des caractères que nous venons de décrire, autoriser à pratiquer l'incisision et l'évacuation du foyer qui, en faisant cesser la distension, amènerait un grand soulagement.

Les moyens employés pour obtenir la résolution n'ont ici rien de particulier. Tous les résolutifs peuvent être mis en usage localement : je n'insiste pas sur ce point.

Deneux pense que si la femme n'est pas trop affaiblie, il sera avantageux d'avoir recours à la saignée pour activer la résolution. Je n'ai, dans les faits connus, aucune donnée pour me prononcer sur l'efficacité de ce moyen.

2° Il faut inciser immédiatement quand la muqueuse vaginale est très-amincie, que la tumeur offre un volume considérable et toujours croissant, qu'elle oblitère complétement le vagin s'opposant à l'écoulement des lochies, à l'excrétion des urines, au cathétérisme et que les douleurs sont violentes.

Certains auteurs blâment cependant l'ouverture trop prompte des thrombus ; ils craignent l'hémorrhagie, et ils ont pour eux l'autorité de certains faits comme ceux de Peu, de Casaubon, de Berdot, dans lesquels la rupture fut suivie de pertes de sang mortelles. Ces exemples sont relativement peu nombreux, et on en citerait un bien plus grand nombre dont la rupture ou l'incision n'ont donné lieu à aucune hémorrhagie au moins alarmante.

Mais de plus quelques faits prouvent qu'en différant l'incision de vingt-quatre heures, de sept jours et même de plusieurs semaines, on n'évite pas toujours la perte sanguine. Cette dernière eut lieu dans une observation de Chaussier (1), la tumeur existait depuis sept jours quand elle fut incisée.

Baudelocque (2) rapporte un cas où l'ouverture pratiquée trois semaines après le début nécessita le tamponnement.

Les partisans de l'ouverture tardive comptent sur la résistance et l'intégrité des parties pour comprimer les vaisseaux, favoriser l'arrêt de l'hémorrhagie et la coagulation du sang. Mais à ces espérances on peut opposer des faits nombreux, comme ceux de Cazeaux, Depaul, Laborie, la plupart de ceux que je rapporte ici et bien d'autres que j'ai déjà cités dans lesquels l'épanchement s'étendait dans le tissu cellulaire sous-péritonéal jusqu'au diaphragme ; le sang peut ainsi s'épancher en quantité assez grande pour porter une atteinte profonde aux forces de la femme, donner lieu à des syncopes, sans qu'il s'en soit écoulé une goutte au dehors, comme dans les observations de Reeve, Chaussier, Mme Lachapelle, etc.

Plus tard la putréfaction des caillots dans le foyer amènera des accidents souvent funestes. Par l'incision immédiate on aura des chances d'empêcher les graves désordres dont je viens de parler,

(1) *Mémoires de médecine légale*, p. 399.

(2) Ouvrage cité.

et surtout l'épanchement dans le tissu cellulaire de la cavité abdominale; ne vaut-il pas mieux avoir une hémorrhagie à l'extérieur qu'une lésion pareille et ne pourra-t-on pas arrêter l'écoulement sanguin par le tamponnement porté très-haut dans le vagin? Le tampon sera bien préférable à la résistance des parties; si en effet la muqueuse vaginale peut résister, il n'en est plus de même du tissu cellulaire de l'excavation qui très-lâche se laissera facilement distendre et déchirer. Le tamponnement comprimant à la fois les vaisseaux et le tissu cellulaire arrêtera bien plus sûrement l'hémorrhagie.

Par toutes ces raisons, il faut donc inciser le plus promptement possible les tumeurs sanguines intra-pelviennes et ne pas attendre vingt-quatre ou quarante-huit heures comme le conseillent Schneider et Meissner. — Dewees veut qu'une fois le thrombus ouvert, on confie l'expulsion des caillots à la nature, prétendant qu'ainsi on ne s'expose pas à l'hémorrhagie.

Cette dernière est l'exception, comme nous l'avons déjà dit, après l'incision sans évacuation du foyer; mais on trouve un nombre de faits considérable dans lesquels l'incision suivie immédiatement de l'expulsion des caillots n'a donné lieu à aucune perte, aussi je rejette l'opinion de Dewees et j'adopte au contraire celle de Siebold qui dit : « Il faut ouvrir la tumeur, l'ouvrir sans délai et en faire sortir le sang coagulé. » On connaît en effet tous les accidents qui peuvent résulter de la putréfaction de caillots sanguins dans une cavité où l'air a accès : n'est-ce pas à cette cause qu'est due le plus souvent dans ce cas la mort des femmes, par l'impossibilité où l'on se trouve d'évacuer complétement un foyer qui remonte très-haut?

On procédera avec ménagement à la séparation des caillots et à l'évacuation de la tumeur; des tractions brusques pourraient effectivement contribuer à renouveler l'hémorrhagie. On peut se servir, dans ce but, simplement d'injections avec un irrigateur comme dans les observations que je rapporte. Zeller et Coutouly employaient aussi les injections avec de l'eau simple ou un liquide désinfectant, de l'eau additionnée d'alcool simple ou camphré, on pourra enfoncer la canule à des profondeurs variables pour baigner tout le foyer; mais cela doit être fait avec beaucoup de précautions.

Malgré des injections très-bien faites, on ne peut quelquefois chasser des caillots souvent fermes et volumineux; le doigt me paraît, dans ce cas, le meilleur instrument à employer pour les diviser et les extraire.

Mais il faut bien le dire, et cela s'est présenté à mon observation, toutes ces manœuvres peuvent être insuffisantes pour vider complétement la poche, et on est obligé d'y laisser une certaine quantité de caillots qui se putréfient et prennent une odeur très-fétide.

Si une hémorrhagie légère se faisait, on pourrait employer des liquides astringents. S'il en survenait une grave, il faudrait en venir immédiatement au tamponnement du vagin.

Pour le faire, Meissner et d'Outrepont conseillent d'introduire dans ce canal une éponge qui le remplisse exactement; le tampon en queue de cerf-volant et avec de la charpie me paraît préférable.

On peut objecter à l'usage du tampon qu'il peut être placé au-dessous des vaisseaux rompus et favoriser de cette façon l'épanchement intérieur; je reconnais toute la valeur de cette objection, elle s'appuie, malheureusement, sur des faits très-probants. Deneux (1) en cite un exemple.

Mais que faire pour remplacer cela quand une hémorrhagie considérable va rapidement amener la mort? ne devrait-on pas alors y joindre une compression forte sur l'abdomen et même sur l'aorte? De plus, il faudrait toujours appliquer le tampon le plus haut possible.

---

(1) Ouvrage cité, p. 169.

Quand c'est après la délivrance que l'on se trouve dans la nécessité de pratiquer le tamponnement, il faut surveiller l'utérus, qui peut devenir le siége d'une hémorrhagie interne alarmante comme dans le cas déjà cité de Mme Lachapelle; si cet organe se développait, il faudrait favoriser l'écoulement des liquides utérins par l'extraction du tampon; dans ce but on a conseillé une sonde placée dans le col de la matrice et au milieu du tampon, la même sonde, traversant la vessie, en caoutchouc vulcanisé de M. Gariel, etc.; tous ces appareils sont mauvais, se bouchent facilement et ne peuvent que donner une sécurité trompeuse : rien ne peut remplacer une surveillance active et continuelle.

Dans certains cas on a vu une hémorrhagie externe pendant la formation du thrombus; dans l'observation 3 qui en est un exemple, l'hémorrhagie était artérielle et se faisait par une déchirure de la paroi vaginale, des serres-fines appliquées bouchèrent la plaie et arrêtèrent l'écoulement sanguin, mais à l'autopsie on trouva du sang infiltré dans le tissu cellulaire sous-péritonéal. N'eût-il pas mieux valu, dans ce cas, chercher à appliquer le tampon le plus haut possible dans le vagin, au lieu d'agir sur la plaie; et n'eût-on pas, par ce moyen, évité les graves désordres dont la mort fut le résultat ?

Ce que je viens de dire des serres-fines peut s'appliquer au perchlorure de fer et aux autres moyens d'oblitération de la plaie. Voici un deuxième fait à l'appui de cette opinion.

OBSERVATION VI. — Thrombus vaginal à droite, accompagné d'une infiltration sanguine dan le tissu cellulaire sous-péritonéal de la cavité abdominale; épanchement dans le péritoine d'un liquide sans fausses membranes. Mort. (Observation due à M. Gueniot, chef de clinique à la Faculté de médecine.)

M....., fille primipare, âgée de 23 ans, née dans le Jura; pas de maladie antérieure grave, bonne santé habituelle, la menstruation s'établit chez elle à l'âge de 17 ans; cette fonction est régulière, l'écoulement sanguin dure cinq jours et est abondant; elle offre toutes les apparences d'une forte constitution; elle habite Paris seulement depuis 18 mois.

Cette fille, pendant sa grossesse, fut toujours indisposée : elle eut des douleurs dans la région hypogastrique, la marche était pénible ; elle parvint néanmoins à la fin de son neuvième mois et entra à la Maternité avec un commencement de travail, le 1er février 1861, à trois heures du matin ; elle accoucha à cinq heures du matin le même jour, d'une fille vivante et à terme, pesant 3 kilogr. 200 grammes (présentation du sommet). L'accouchement et la délivrance furent naturels, ne nécessitèrent aucune intervention violente, et ne furent suivis d'aucune perte ; les parties génitales examinées deux heures après ne présentèrent rien d'anormal ; la malade fut assez bien jusqu'à une heure de l'après-midi, heure à laquelle se manifesta une hémorrhagie abondante. L'aide sage-femme de service l'examina immédiatement et trouva à l'entrée du vagin et à droite une tumeur sanguine qui venait de se rompre.

On appliqua sur-le-champ deux bourdonnets de charpie imbibée de perchlorure de fer sur la plaie vaginale, et on fit des injections avec une solution étendue de perchlorure de fer dans le vagin. L'hémorrhagie s'arrêta, et la malade fut assez calme, gênée seulement par la persistance d'une diarrhée abondante qu'elle avait depuis deux ou trois jours avant d'accoucher. La quantité de sang qui s'écoula au moment de la rupture du thrombus était d'environ 300 gr. Les journées du 2 et du 3 février se passèrent assez bien ; mais le 4 février, des douleurs abdominales spontanées se déclarent : la pression les augmente, le ventre est tendu et sonore à la percussion ; la face et les muqueuses sont décolorées, et la malade accuse une grande faiblesse.

Comme traitement : de l'eau de riz g., sp. de coins, bordeaux 60 grammes ; des frictions sur le ventre avec de la pommade belladonée ; 2/4 lav. amid., laudanum 10 gouttes ; deux bouillons.

A la visite du soir, le pouls bat 130 pulsations, il est petit ; par l'auscultation, on constate l'existence d'un bruit de souffle au premier temps à la région précordiale ; le même bruit anormal existe dans les carotides ; quelques râles disséminés dans la poitrine. La pâleur est toujours grande, le ventre tendu et douloureux, les grandes et les petites lèvres sont infiltrées de sérosité. La sécrétion laiteuse s'est bien opérée et cette femme a allaité son enfant jusqu'à ce moment.

Le 5 février, 140 pulsations, pouls petit et faible, persistance des symptômes signalés la veille ; et de plus, des vomissements verdâtres abondants ; on peut aussi constater dans la poitrine l'existence d'une respiration soufflante intense, surtout dans le poumon droit.

Le même traitement que précédemment, plus un julep avec alcoolat. d'aconit 1 gramme, et extrait de quinquina 3 gr.

A la visite du soir, 144 pulsations, faiblesse extrême, vomissements verdâtres abondants, facies très-altéré, respiration fréquente et difficile, sueurs abondantes, surtout sur le visage; délire avec agitation; deux fois la malade s'est levée dans la journée. La mort arrive le 6 février 1861, à trois heures du matin.

Autopsie faite trente-quatre heures environ après la mort.

Il n'existe pas de signe de décomposition avancée; on ne voit que quelques lividités cadavériques sur la partie antérieure et supérieure du tronc; rigidité ordinaire; pas d'odeur spéciale; ventre non ballonné, vulve bleuâtre congestionnée, sans eschare; le péritoine renferme environ trois quarts de litre d'un liquide trouble et roussâtre, assez foncé, sans flocons pseudo-membraneux; il n'y a pas d'inflammation bien manifeste du péritoine soit viscéral, soit pariétal. Les intestins n'offrent pas une distension exagérée. La région du petit bassin et les parties sus-jacentes présentent une teinte bleu noirâtre sanguine, produite par une infiltration trés-prononcée de sang noir dans le tissu cellulaire sous-péritonéal s'étendant à la paroi abdominale antérieure jusque dans la gaîne du muscle grand droit. Cette infiltration envahit même la région des flancs, surtout à droite, ainsi qu'une partie du mésentère.

Il est évident, par la décroissance dans l'intensité de la teinte et l'abondance du liquide infiltré, que la progression de l'infiltration s'est faite de bas en haut, c'est-à-dire du petit bassin vers les parties supérieures. Du côté droit, le sang plus abondant forme pour ainsi dire une nappe mince sous le péritoine à la région inférieure. Cette infiltration se relie avec le foyer du thrombus qui en est évidemment le point de départ.

Le tissu cellulaire sous-péritonéal du cul-de-sac vésico-utérin est infiltré d'une sérosité seulement teinte en rouge par le sang, et celui de toute la paroi postérieure du petit bassin par un liquide gris brunâtre, rappelant par son aspect la teinte de la boue utérine des phlébites. Au total, la quantité de sang infiltré n'est pas considérable, et peut être évaluée à 80 ou 100 grammes.

La symphyse pubienne étant écartée (elle offre une inflammation de sa synoviale, qui est inégale et comme fongueuse), une portion du pubis droit enlevée, ainsi qu'une partie de la paroi vaginale antérieure, le foyer du thrombus est mis à découvert; sa cavité, capable de loger un œuf, est de forme elliptique à grand axe parallèle à la paroi latérale droite du vagin, offrant, à son extrémité inférieure, située à 2 ou 3 centimètres au-dessus de l'orifice vulvaire, une déchirure assez large pour laisser facilement pénétrer le pouce. Ses parois ont environ 3 millimètres d'épaisseur, et sont constituées par un tissu légèrement condensé. Son contenu est presque nul; un peu de liquide brun, épais, sanieux, en contact avec la face interne qui est tomenteuse, mais assez régulière dans sa forme générale. De ce foyer semble partir l'infiltration dont il a été parlé, et que l'on suit facilement jusque dans le petit bassin, sur la paroi latérale droite en particulier; il fut impossible de découvrir la bouche vasculaire qui avait fourni le sang.

A part l'infiltration sanguinolente péri-utérine du tissu cellulaire sous-péritonéal, la matrice et ses annexes ne présentent aucune lésion; il existe bien, il est vrai, à la face extérieure de l'utérus, au point correspondant à l'insertion du placenta, une teinte légèrement vineuse; mais le tissu, à ce niveau, n'est point ramolli; les sinus ne présentent aucune altération. Cet organe est revenu sur lui-même, et n'a pas plus de 16 à 18 centimètres de longueur; son tissu est normal, sa face interne d'une belle couleur rosée; le placenta était inséré sur la face antérieure; ovaires et trompes sans lésion; cependant, en un point des ligaments larges existait une infiltration séreuse jaunâtre, avec quelques gouttelettes purulentes.

Tous les autres organes abdominaux et pectoraux sont sains; la rate est seulement plus volumineuse qu'à l'état normal. La vessie est très-pâle; les muscles sont très-colorés et contrastent par là avec l'anémie générale.

Les intestins n'ont pas été ouverts; à l'extérieur ils avaient l'apparence normale.

Dans cette observation, la tumeur rompue donne une hémorrhagie : on l'arrête par l'application de perchlorure de fer sur la rupture, le sang s'arrête; mais ici, comme dans l'observation 3, l'autopsie vient démontrer l'infiltration dans le tissu cellulaire sous-péritonéal de la cavité abdominale.

En présence de faits pareils, jamais, je le répète, il ne faut agir sur la plaie elle-même, mais comprimer à l'aide du tampon aussi haut que possible dans la profondeur du vagin. On a par ce moyen les plus grandes chances de comprimer au-dessus des vaisseaux divisés, et d'empêcher les lésions si graves dont j'ai parlé; tandis qu'en oblitérant la plaie, on force le sang à s'épancher dans la profondeur des organes.

Pour ouvrir la tumeur, il y a deux moyens : la ponction et l'incision. Je ne dirai rien des caustiques qui me paraissent n'avoir ici aucun avantage, l'incision n'étant pas le plus souvent douloureuse.

La ponction avec le trocart ou le bistouri est insuffisante pour donner issue au sang qui se coagule très-vite : dans notre observation 5 elle ne donna issue qu'à quelques gouttes de liquide, bien que l'instrument eût pénétré dans le milieu d'un foyer volumineux; cette petite opération fut suivie d'une augmentation de volume de la tumeur; c'est là un fait sur lequel j'insiste; et bien qu'il soit unique, il montre assez que la ponction est insuffisante pour évacuer un pareil foyer, et que de plus elle n'est pas innocente.

Le plus souvent il faudra avoir recours à l'incision avec le bistouri ordinaire; dans un cas, Récamier se servit d'un bistouri à rondache pour faire l'incision, et d'un bistouri boutonné pour l'agrandir.

L'incision doit être grande et permettre de débarrasser facilement la poche, comme le fait remarquer Deneux; la plaie diminuera rapidement à mesure que la distension des parties cessera.

Quant à l'endroit où il faut faire l'ouverture, il est nécessaire de distinguer plusieurs cas : si la muqueuse vaginale est régulièrement distendue, offrant partout la même épaisseur, il faut inciser le plus près possible de la vulve (c'est le lieu d'élection de M. Velpeau). Si au contraire la muqueuse est amincie en un point, et paraît devoir se rompre, si elle présente des eschares; c'est sur ces dernières ou sur le point aminci que l'incision sera faite; c'est le lieu dit de nécessité par M. Velpeau. S'il y avait eu rupture spontanée de la tumeur, on devrait se contenter d'agrandir l'ouverture si elle n'était pas suffisante.

S'il existait un thrombus à la vulve, en même temps que dans l'excavation pelvienne, je crois qu'il vaudrait mieux faire une incision à la grande lèvre d'abord, et voir si les deux tumeurs communiquent ensemble; il serait peut-être possible d'évacuer le foyer par l'extérieur; Deneux rapporte un fait pareil; on éviterait ainsi les inconvénients de la plaie vaginale, par laquelle les lochies peuvent entrer dans le foyer, et en augmenter la putridité.

En pratiquant l'incision, il faut faire son possible pour éviter d'ouvrir des artères vaginales un peu volumineuses. Des observations de M. Depaul et de Baudelocque prouvent qu'elles peuvent donner lieu, dans ces cas, à des hémorrhagies assez abondantes.

Il peut encore arriver que le thrombus se prolonge en bas vers l'épaisseur du périnée, quelquefois jusqu'à la peau; dans ces cas, je crois qu'il faudrait faire l'incision dans le point le plus aminci à l'extérieur; on aurait alors une ouverture dans de très-bonnes conditions, parce qu'elle ne donnerait entrée à aucun liquide, et se trouverait en même temps à la partie la plus déclive du foyer; elle n'empêcherait pas de pratiquer l'incision vaginale si cette dernière devenait nécessaire, et en tout cas, elle servirait de contre-ouverture très-utile.

Ces contre-ouvertures peuvent souvent devenir nécessaires; chez la femme qui fait le sujet de notre observation 2, p. 42, M. Trélat traversa toute l'épaisseur du périnée par un tube à drainage, pour faciliter l'évacuation incessante du foyer. Ce dernier point est en effet de la plus grande importance, et, dans ce but, on devra renouveler souvent les injections dans la cavité du thrombus, avec de l'eau simple et des substances antiputrides, comme le chlore, l'alcool, l'eau-de-vie camphrée, la camomille chlorurée, etc. On n'arrive que très-difficilement, et même on n'arrive pas toujours à surmonter la fétidité extrême de l'écoulement. Il serait bon de faire coucher la femme sur le côté opposé au thrombus, pour empêcher l'entrée des lochies dans le foyer, comme le conseillent plusieurs auteurs; mais cela est difficile, le décubitus dorsal étant souvent le seul que puissent garder les malades.

On surveillera attentivement les diverses fonctions, l'excrétion des urines, les garde-robes, comme aussi les organes voisins, leur inflammation, et en particulier celle du péritoine; et enfin les accidents de résorption putride. Je n'insiste pas sur le traitement de ces complications; il ne présente ici rien de particulier.

Quand des eschares se forment, on les panse avec de la charpie imbibée d'un liquide désinfectant; on enlève avec précaution les lambeaux de tissu cellulaire sphacélé qui se présentent à la plaie, ou qui existent sur ses bords.

Dewees conseille pour les eschares gangréneuses, des cataplasmes de charbon; rien ne vaut des soins de propreté bien assidus.

Ordinairement l'inflammation ne tarde pas à s'emparer des parois du foyer, la suppuration détache et entraîne les petits caillots qui ont échappé aux recherches, ou qui se trouvent trop adhérents. On peut favoriser leur sortie par des injections.

Bientôt la suppuration prend un caractère louable; les parties reviennent sur elles-mêmes, et la guérison s'opère. Il est important, vers la fin du traitement, que les pansements soient faits de manière à prévenir la cicatrisation de l'entrée du foyer, avant celle du fond. Il faut tendre à obtenir une plaie plate, pour éviter la formation d'une fistule dans l'épaisseur de la paroi vaginale.

INDICATIONS BIBLIOGRAPHIQUES

ALIX, *Observata chirurgica*, fascicule II.

ANÉ, cité par Deneux, p. 23.

AUDIBERT, thèse inaugurale, Paris; 1812.

BARBAUT, *Cours d'accouchements*, t. I, p. 49.

BAUDELOCQUE, *Journal général de médecine*, t. I, p. 446.

BAUDELOCQUE, *Art des accouchements*, t. II, p. 263.

BERDOT, *Abrégé de l'art d'accoucher*, t. II, p. 523.

BLAGDEN, *The Med. and phys. Journ.*, vol. XI, 1804, p. 42.

BLOT (H.), *Des Tumeurs sanguines de la vulve et du vagin pendant la grossesse et l'accouchement*, thèse d'agrégation; Paris, 1853.

BOER, *de Fluxu quodam sanguinis in puerperis ante incognito*, p. 319 du t. II de son ouvrage intitulé : *Naturalis medicinæ obstetricæ*, libri septem.; Viennæ, 1812.

BOYER, *Traité des maladies chirurgicales*, t. X, p. 391.

BOIVIN et DUGÈS, t. II, p. 639.

BONNET (Th.), *Bibliothèque de médecine et de chirurgie*, 1708, obs. 138.

BRASDOR, *Recueil périodique*, t. I, p. 369.

BURNS, *Principles of midwifery*, 9e édition, p. 460.

CASAUBON, *Journal général de médecine*, t. I, p. 456.

CAZEAUX, *Gaz. médico-chirurgicale*, février 1856, p. 65.

CAZEAUX, *Traité théorique et pratique de l'art des accouchements*, p. 613.

CHAILLY, *Traité pratique de l'art des accouchements*, 2e édit., p. 482.

CHAUSSIER, *Mémoires et consultations de médecine légale*, p. 397 et 399.

CHAUSSIER, *Bulletins de la Faculté de médecine*, t. II, p. 54.

COUTOULY, *Mémoires*, p. 140.

DELEURYE, p. 1058.

DELIUS, *Amœnitates medicæ decas quinta*, p. 394.

DENEUX, *Mémoire sur les tumeurs sanguines de la vulve et du vagin;* Paris, 1830.

DENMAN, *Introduction of midwifery*, 5e édit., p. 271.

DEPAUL, *Observations.* Voir BLOT, thèse de concours, p. 109.

DEWEES, *Journal de Philadelphie*, nov. 1827, n° 17, p. 421.

DOUDEMENT, thèse ; Paris, 1826, n° 65.

DUBOIS (Paul), *Leçon clinique ;* dans BLOT, thèse de concours, et dans LABORIE, *Mémoire.*

EBERT, *Archives de médecine*, 1834, t. V, p. 610.

ELSOESER, *Gazette médicale*, 1834, p. 744 (p. tumeur variqueuse ayant occasionné la mort).

FABRE DE MEIRONNES, *Revue méd.-chirurg.*, t. VII, p. 173.

FICHET DE FLECHY, *Obs. de médecine et de chirurg. et accouchements*, 3e partie, p. 375.

FIEDLER, *Effusio sanguinis ;* Francfort, 1837.

FORMI, *Bibliothèque de méd. et de chirurg.* de BONNET, 1708, *Obs.* 138.

FOULHIOUX, *Gaz. méd. de Paris*, 1834, p. 771.

HERVEZ DE CHÉGOIN, *Journal universel hebdomadaire*, 1832, t. VIII, p. 375.

HESSE D'EMMERICH, *Journ. de chirurg.*, t. I, p. 345.

HIPPOCRATE, *Traduction des œuvres médicales,* par GARDEIL, sur le texte grec, d'après l'édition de Foës, t. IV, livre I, p. 116.

HIPPOCRATE, *Œvres complètes;* traduction de Littré, t. VI, p. 126 et suiv.

HUMPAGE et BAILLI, *Med. and phys. journal*, vol. LIII, ou BURNS, *Principles of midwif.*, p. 69.

HUNTER, *Traité sur le sang,* etc., t. II, p. 15.

JOERG, *Versuche und Beytrage*; Leipzig, etc., 1806, p. 232.

JACQUEMIER, *Manuel d'accouchements.*

Journal général de médecine, t. 1.

JUMNÉ, *Revue médico-chirurg.,* t. VII, p. 112.

KIWISCH, *Comptes rendus cliniques,* p. 503.

KRONAUER (Jean-Henry), thèse inaug. ; *de Tumore genitalium post partum sanguineo ;* Bâle, 1734.

LABORIE, *Histoire des thrombus de la vulve et du vagin ;* Paris, 1860.

LEDRAN, *Consultat. de chirurg.*, p. 376.

LACHAPELLE (Mme), *Prat. des accouchements*, t. III, p. 201.

LEGOUAIS, *Dict. des sciences médicales*, article Thrombus.

LENTIN, *Memorabilia*, p. 92.

LEVRAT-PERROTON, *Soc. méd. de Lyon*, 1831, p. 66.

MACBRIDE, *Med. observ. and inquiries*, vol. V, p. 89.

MARTIN (jeune), *Mém. de méd. et de chirurg.;* Paris, 1835.

MARTLAND, DEWEES (oper. citato).

MASSOT, *Observ.* Voir DENEUX, p. 9.

MAURICEAU, *Observ. sur la grossesse et l'accouchement et sur les maladies des femmes*, p. 288 ; Paris, 1740.

MEISSNER, cité par DENEUX, p. 51.

MONTGOMERY, *Extrait du Dublin quart. journ. of med.*, mai 1851 ; dans les *Arch. gén. de méd.* du mois de juin 1851.

NÉLATON, *Élément de pathologie chirurg.*, t. V, p. 828.

OSIANDER (*Denkswurdigkeiten für die Heilkunde und Geburts hülfe*, vol. I, part. II, p. 283), observation traduite par DENEUX, p. 58.

OUTREPONT (d'), *Mém. et matières concernant l'art des accouchements*, t. I, p. 202.

PACULL, *Journal général de méd.*, t. XIII, p. 61.

PERFECT (W.), *Cases in midwifery*, t. II.

PEU, *Pratique des accouchements*, p. 530.

PEYRILHE, *Hist. de la chirurg.*, t. II, p. 784.

PINGEON, *Arch. gén. de méd.*, 1re série, t. XXX, p. 410.

POPULUS, thèse inaugurale ; Paris, 1857, n° 246.

PUZOS, *Traité des accouchements*, p. 13.

REEVE, *Journal du Progrès*, t. VIII.

REEVE, *London med. journ.*, 1788, p. 119.

RATHELOT, *Précis des travaux de la Société médicale de Dijon*, 1832, p. 108.

RÉCAMIER, *Journal de méd. et de chirurg. prat.*, t. II, p. 225, art. 352, 2e édit. ; Paris, 1836.

RENARD (Mme), *Union médicale*, 1850, p. 629.

RUEFF (J.), de Zurich, *de Generatione et conceptu hominis*, etc., liv. VI, feuillet 31, 1554.

SCANZONI, *Malad. des femmes*, 1859, p. 498.

SÉDILLOT, *Journal général*, t. I, p. 460.

SEULEN, *Von Siebolds Journal für Geburtshülfe*, etc., vol. IX, cah. 1, p. 188.

SCHNEIDER, cité par DENEUX, p. 159.

SIEBENHAAR, *Observationes de tumore vaginæ sanguineo ex partu oborto ;* Leipzig, 1824.

SIEBOLD, *Biblioth. german. méd. chirurg.*, t. VI, p. 175.

SOLAYRÈS, cité par BAUDELOCQUE, *Art des accouchements*, 8e édit., t. II, p. 264.

STENDEL, *Gaz. méd.*, 1834, p. 330.

TÉALLIER, *Trans. med.*, t. III, p. 21.

ULSAMER, observation mentionnée par d'OUTREPONT, *loc. cit.*

VANDELSTOEDT, *Hufeland journal*, t. XXXIV, 1813.

VAN DER WIEL, *Vaginæ uteri extensio, observat. rarior.*, vol. I, p. 295.

VAUCLIN, thèse inaugurale ; Paris, 1858, n° 21.

VELPEAU, *Traité d'accouchements*, art. Thrombus.

VELPEAU, Dict. en 30 vol., 2e édit., art. Thrombus.

VELPEAU, *Journal de Malgaigne*, mars 1846.

VESLINGIUS, *J. Veslingii, observ. anat. et epistolæ med.*, etc., editæ a Th. Bartholino, p. 168.

VINGTRINIER, *Revue médicale*, sept. 1828, p. 397.

VIDAL, *Path. chirurg.*, t. V, p. 732.

VOGELMANN, *Arch. gén. de méd.*, 1835, t. VII, p. 132.

ZELLER, *Bemerkungen über d. pr. Enthendungskunst ;* Wien, 1789, p. 105.

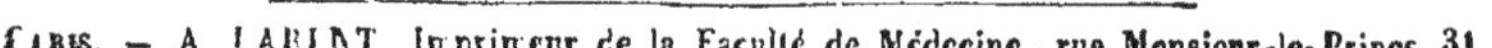

PARIS. — A. PARENT, Imprimeur de la Faculté de Médecine, rue Monsieur-le-Prince 31.

www.ingramcontent.com/pod-product-compliance
Ingram Content Group UK Ltd.
Pitfield, Milton Keynes, MK11 3LW, UK
UKHW020403230726
13925UKWH00003B/1241